Brunhilde Bross-Burkhardt

Duftstoffe für die Naturkosmetik

58 Farbfotos
5 Zeichnungen

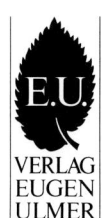

VERLAG
EUGEN
ULMER

Seite 2: Duftstoffe aus Hölzern, Gräsern und Kräutern und kaltgepreßte Öle sind wichtige Zutaten für natürliche Kosmetika

CIP-Titelaufnahme der Deutschen Bibliothek

Bross-Burkhardt, Brunhilde:
Duftstoffe für die Naturkosmetik /
Brunhilde Bross-Burkhardt. –
Stuttgart : Ulmer, 1990
   (Ulmer Taschenbuch; 52)
   ISBN 3-8001-6239-3

NE: GT

© 1990 Eugen Ulmer GmbH & Co.
Wollgrasweg 41, 7000 Stuttgart 70 (Hohenheim)
Printed in Germany
Lektorat: Ingeborg Ulmer
Herstellung: Karl-Heinz Eitle
Satz: Setzerei Lihs, Ludwigsburg
Druck und Bindung: Georg Appl, Wemding

Ulmer Taschenbuch 52

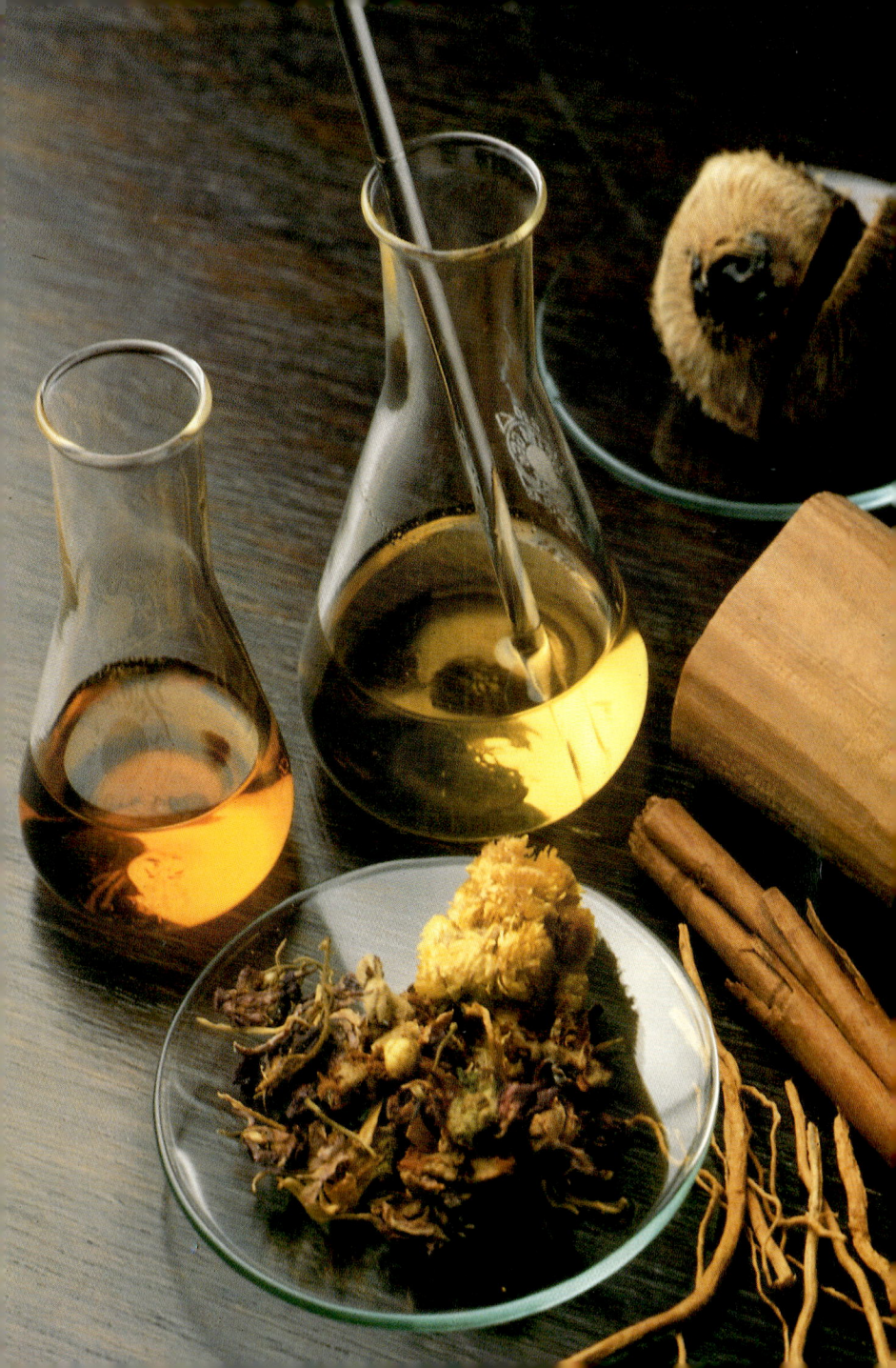

Vorwort

Jeder Mensch fühlt sich von Pflanzendüften angezogen. Der Duft von Rose und Jasmin wirkt wie Balsam für die Seele, entrückt uns streßgeplagte Menschen ein klein wenig dem Alltag und bringt uns zu uns selbst zurück. Der Duft einer Pflanze rührt von den ätherischen Ölen her, die in ihr enthalten sind. Seit vielen Jahrhunderten nutzt man diese Pflanzenessenzen, die hauptsächlich durch Destillation gewonnen werden, in der Medizin, der Kosmetik und für kultische Zwecke. Teuere Parfüms enthalten natürliche ätherische Öle genauso wie Japanisches Heilpflanzenöl oder Olbas-Tropfen aus der Apotheke.

So weit war in etwa der Stand meines Wissens über ätherische Öle, bis ich vor Jahren das Buch von Maggie Tisserand über »Die Geheimnisse wohlriechender Essenzen« zu lesen bekam. Erst da erfuhr ich, daß ätherische Öle weit mehr als ein angenehmes Dufterlebnis bedeuten, daß es nicht nur Pfefferminz- und Eukalyptusöl gibt, sondern eine unüberschaubare Fülle von Pflanzenessenzen mit den unterschiedlichsten Wirkungen und Anwendungsmöglichkeiten. Nach und nach machte ich mich mit den Essenzen vertraut, beispielsweise dem blumig-spritzig duftenden, aufmunternden Lemongras-Öl oder dem sinnlich stimmenden Ylang-Ylang-Öl. Die kleinen Tropffläschchen, in denen man die ätherischen Öle kaufen kann, begleiten mich seither. Zunächst schnupperte ich nur an den flüchtigen, wohltuenden Düften, dann begann ich, die Wohnräume mittels Duftlampen zu aromatisieren. Mittlerweile mische ich meine Badeessenzen selbst, kreiere Duftmischungen für Deodorants und Parfümöle und verwende manche Essenz, wie die von Orange und Zitrone sogar in der Küche.

Ätherische Öle geben aber nicht nur selbst hergestellter Kosmetik das »gewisse Etwas«, sondern sie greifen mit ihrer feinstofflichen Wirkung in Vorgänge innerhalb des Körpers ein und können deshalb für medizinische Zwecke verwendet werden. Vor allem bei Erkrankungen der Atemwege, also bei Husten, Heiserkeit und Schnupfen, hilft fast jedem die Heilwirkung dieser ätherischen Öle in Hustenbonbons, beim Inhalieren mit Kamille oder bei Einreibungen. Doch die ätherischen Öle können weit mehr als nur leichte Beschwerden lindern. Ein ganzes Heilverfahren, die Aromatherapie, fußt auf ihrer Verwendung. Im deutschsprachigen Raum hat sie sich noch nicht etabliert, in Frankreich dagegen wird sie von vielen Ärzten praktiziert.

An all den Kenntnissen und Erfahrungen, die ich bei meiner Beschäftigung mit ätherischen Ölen in den vergangenen Jahren gesammelt habe, möchte ich die Leser dieses Buches teilhaben lassen und Hinweise geben, wie man die Duftsubstanzen in der Kosmetik, in der Medizin und auch im Haushalt verwenden kann. Ein Buch für Selbermacher, aber auch ein Streifzug durch die Welt der schönen Düfte, welche die Sinne beflügeln und das Leben bereichern. Es lohnt sich, in diese kaum bekannte Welt der Düfte einzutauchen!

Danken möchte ich an dieser Stelle meinem Mann Edgar für seine Zusprache, Hilfe und Geduld während vieler Monate sowie meinen Geschwistern Ulrike und Arthur für viele Anregungen und kompetenten medizinischen Rat.

Stuttgart, im Sommer 1990
Brunhilde Bross-Burkhardt

Inhaltsverzeichnis

Mit der Nase auf einem Streifzug durch die Jahrhunderte

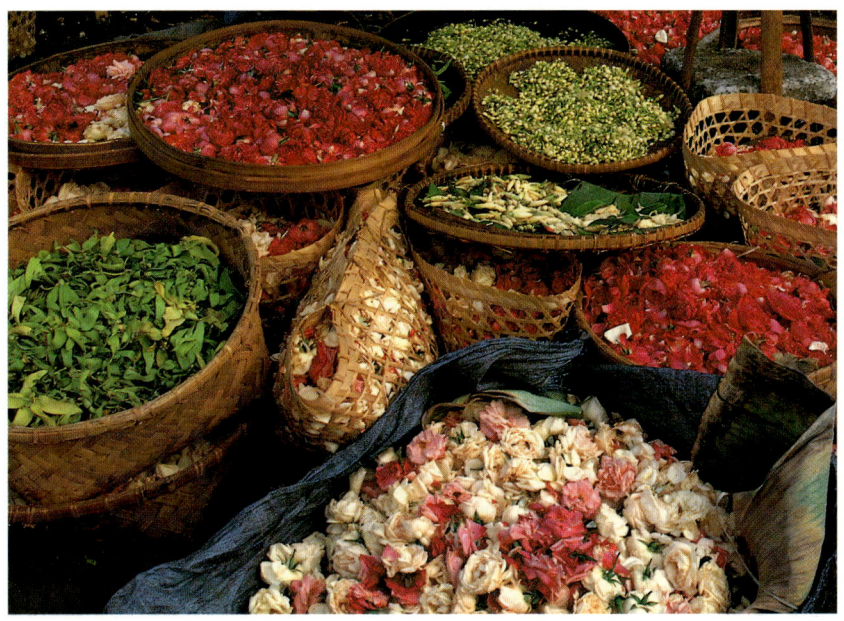

Sich zu pflegen und schön zu machen, ist ein Jahrtausende altes Bedürfnis der Menschen. Bereits zehntausend Jahre vor Christus rieben sich ägyptische Jäger und Schäfer mit Öl aus der wilden Kastorpflanze zum Schutz vor der Sonne ein. Zur Zeit der Pharaonen schminkten sich ägyptische Männer und Frauen, wobei sie hauptsächlich die Augenpartie betonten. Die Schminken wurden auf der Basis von Mineralien wie Malachit, Kupfer oder Kalk hergestellt. Duftstoffe in Form von Räuchermitteln standen bei den Ägyptern hoch im Kurs. Ätherische Öle, wie wir sie heute kennen, gab es da-

mals jedoch noch nicht, denn die Destillation, ein Verfahren, mit dem man die flüchtigen pflanzlichen Substanzen gewinnen kann, war zu der Zeit noch nicht erfunden. Das Rezept eines ägyptischen Räuchermittels konnte im Tempel von Edfou entschlüsselt werden: zu den etwa zwanzig Ingredienzen zählten neben den Harzen von Weihrauch, Myrrhe und Mastix auch Zimt, Rosenholz und Kalmus sowie Terpentin-Balsam. Mit dem flüssigen goldgelben Myrrheharz, das hervorragende keimtötende Wirkung hat, balsamierten die Ägypter ihre Toten ein.

Die aromatischen Substanzen wurden aber nicht nur für kultische Zwecke benutzt, sondern auch als Heilmittel. Von Weihrauch und Myrrhe erhofften sich die Ägypter beispielsweise die Heilung von Augenleiden.

Duftstoffe zu biblischen Zeiten

Über den Stellenwert der Duftstoffe im Altertum erfahren wir sehr viel aus der Bibel. Duft oder Wohlgeruch galt in der jüdischen, alttestamentlichen Vorstellung als Zeichen göttlicher Nähe. Zu Zeiten König Salomos bezogen die Juden aus damals weit entfernten Teilen der Welt Räucherwaren und Gewürze. Weihrauch stammte aus dem südlichen Arabien oder aus Ostafrika, dem heutigen Somalia; ein weiterer Lieferant für Weihrauchharz war das Morgenland, also Indien. Myrrhe kam aus dem Königreich Saba, dem heutigen Jemen, Zimt aus Indien, Narde aus dem Himalaya und duftendes Zedernholz aus dem Libanon. Weihrauch und Myrrhe waren große Kostbarkeiten, so erlesen, daß die drei Weisen aus dem Morgenlande sie Jesus in der Krippe darreichten:»Und sie warfen sich nieder, huldigten ihm, taten ihre Schätze auf und brachten ihm Gaben dar, Gold und Weihrauch und Myrrhe« steht bei Matthäus 2,11. Das Myrrhenharz wird in der Bibel an mehreren Stellen erwähnt, ausführlich im Hohen Lied Salomos:»Ich stand auf, um zu öffnen meinem Freunde die Hand an den Griffen des Riegels. Da troffen meine Hände von Myrrhe, von flüssiger Myrrhe meiner Finger.« (5,5) Mit solch kostbarem Öl wurden die Könige des Volkes Israel und die Hohenpriester im Tempel gesalbt.

Einige der in der Bibel erwähnten Pflanzen wurden auch als Heilpflanzen verwendet: Myrrhe, Weihrauch, Balsam, Lorbeer, Myrte, Tragant, Storax und Ingwergras. Allerdings gehen die Bibeltexte mit keinem Wort auf die Heilkraft der Gewächse ein,»da dies den Glauben an die Heilkraft Gottes« untergraben hätte. So erklärt es der jüdische Pflanzenkenner Michael Zohary in seinem Buch »Pflanzen der Bibel«.

In Assyrien, dem Land an Euphrat und Tigris, verstand man sich auf den Anbau wohlriechender Gewächse. Schon in der Zeit um 3000 vor Christus waren die Gärten an den Hängen Babylons bekannt für ihren Blütenduft. Duftstoffe und Kosmetika standen bei den genußliebenden Assyrern und Sumerern hoch im Kurs.

Kosmetik bei Griechen und Römern

Die Griechen hatten eine andere Vorstellung von der Bedeutung der Duftstoffe. Düfte symbolisieren in ihrem Glauben die leibliche Nähe Gottes. Sie stellten sich vor, daß die Götter ihren Duft an irdische Wesen und an Gegenstände weitergeben. Wohlriechende Essenzen und Öle waren gebräuchlich und es gab sogar Parfümerien – allerdings nur, wenn der jeweilige Herrscher nichts gegen den weltlichen Genuß der Düfte einzuwenden

Duftende Räucher-
mittel dienten bei
den Ägyptern reli-
giösen Zwecken.
Daß Düfte auch im
Alltag eine Rolle
spielten, zeigt die-
ses Relief mit der
duftenden ägypti-
schen Lotosblume,
das um 1350 v. Chr.
entstanden ist.

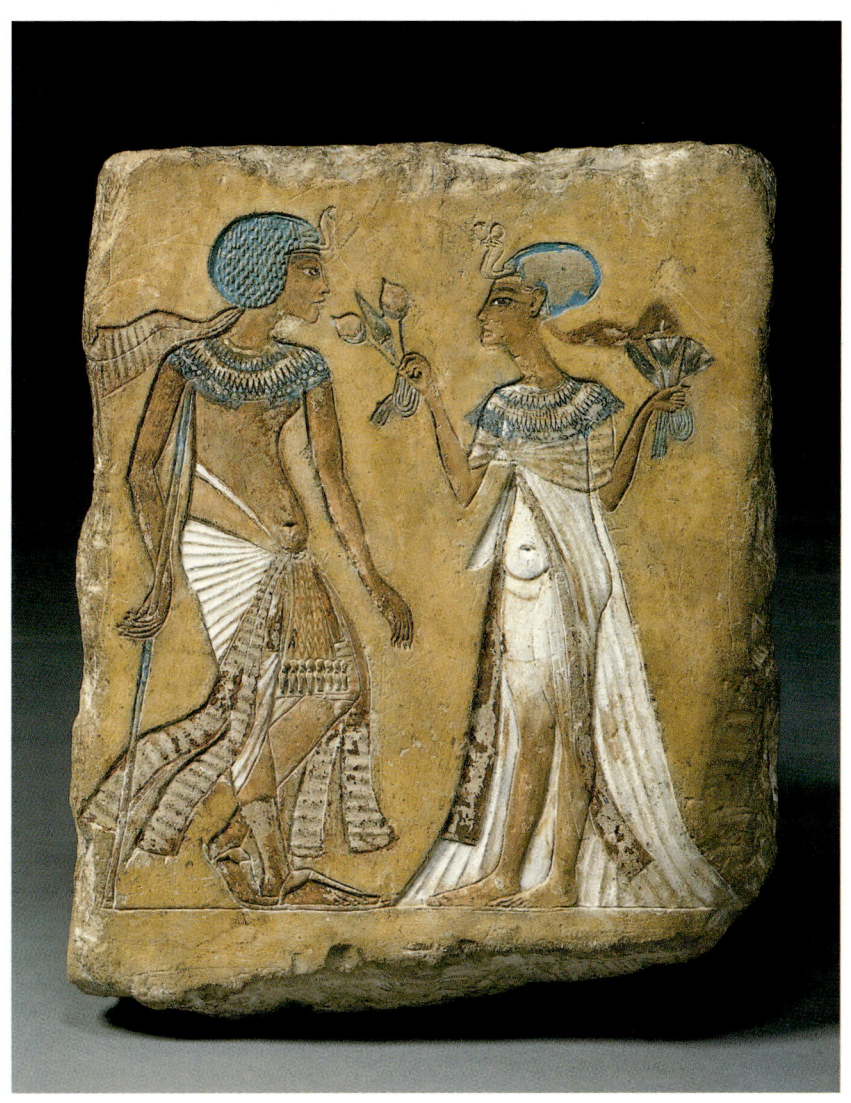

hatte. Den Griechen haben wir die Bezeichnung »Kosmetik« für »Körper- und Schönheitspflege« zu verdanken. »Kosmetik« leitet sich vom griechischen Wort »kosmein« ab, was so viel wie »sich putzen« oder »sich schmücken« bedeutet.

Daß die Römer ebenfalls viel für Duftstoffe übrig hatten, verwundert bei ihrer geschichtsbekannten Vorliebe für sinnliche Genüsse nicht. Die Kosmetikkünste der Römerinnen waren hoch entwickelt und wurden sogar in der Literatur gewürdigt. Der Dichter Publius Ovidius Naso, der von 43 vor bis 17 nach Christi Geburt lebte, schrieb in seinem Lehrgedicht „Heilmittel gegen die Liebe“:

Lernet ihr Mädchen, was euer Gesicht an Pflege erfordert,
  welches der sicherste Weg, der euch die Schönheit bewahrt …

Gerste, auf Schiffen herübergeschickt von libyschen Bauern,
  mache von Hülsen und Spreu sorglich und säuberlich frei.
Netze an Linsen das nämliche Maß vermittels zehn Eiern –
  aber die Gerste, geschält, wiege gerade zwei Pfund.
Ist das Gemenge in zugiger Luft am Ende getrocknet,
  mahl's unter körnigem Stein, den dir die Eselin dreht.
Auch vom Geweih, das ein munteres Hirschlein erstmals geworfen,
  mische ein sechstel Pfund, das du zerstoßen, hinein.
Dann, nachdem du den Mehlstaub gut durcheinander gerührt hast,
  seihe das ganze Gemisch alsbald durchs löchrige Sieb.
Gib zwölf Zwiebeln dazu von Narzissen, doch ohne die Schalen,
  die du auf sauberem Stein fleißig gerieben von Hand.
Füge zwei Unzen hinzu von tuskischem Dinkel und Baumharz,
  Honig auch, neunmal so viel, werde darunter gemischt.

Ovid verspricht seinen Leserinnen, daß jedes Gesicht, das mit diesem Verschönerungsmittel behandelt würde, »aus dem Spiegel heraus blanker strahlt als dieser höchstselbst«.

Nicht immer ging es wie bei diesem Rezept aus der römischen Kosmetikküche so harmlos zu. Manchmal wurde »Bleiweiß« in die Paste gemischt, von dem man heute weiß, daß es hochgiftig ist. Andere, zu Römerzeiten empfohlene Zutaten sind gemahlene Lupinensamen gegen Sommersprossen sowie Iris und Fenchel für die Gesichtspflege.

Einige Jahrzehnte nach Ovid wurden die Duftstoffe gar exzessiv verschwendet. Von Kaiser Nero (54 bis 68 nach Christus an der Macht) wird berichtet, bei der Begräbnisfeier für seine Gattin Octavia sei so viel Weihrauch verbrannt worden, wie ganz Arabien in einem Jahr liefern konnte.

**Orientalische
Basare sind für
ihre schweren
Parfüms und**

**Duftwässer
berühmt, hier ein
Stand auf dem
Basar von Izmir.**

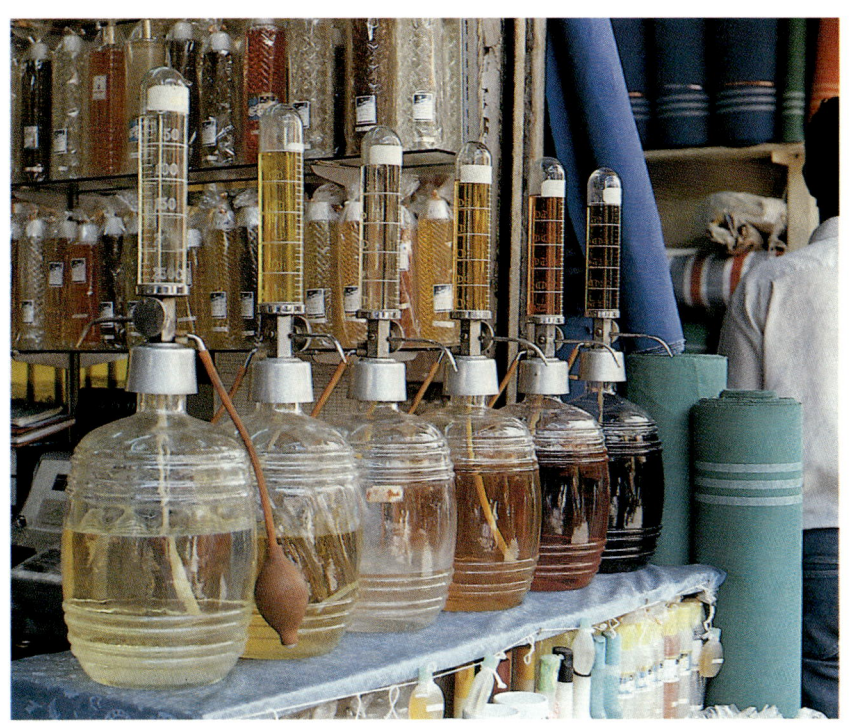

Melissengeist und
Kölnisch Wasser

Danach dauerte es nicht mehr lange, bis
das römische Weltreich zerfiel. Damit
geriet auch das Wissen um die Kosmetikherstellung in Vergessenheit. Das christ-
liche Abendland hatte im Mittelalter
nicht viel für derlei Dinge übrig. Zwar
wurden in den Klostergärten allerlei duftende Pflanzen kultiviert, wie es Karl
der Große in seiner Reichsgüterverord-
nung vorgeschrieben hatte, doch eine
Schönheits- und Körperpflege baute sich
darauf nicht auf. Klosterfrauen wie die
Heilige Hildegard von Bingen hatten
anderes im Sinn – ihnen ging es um
die Heilwirkung und den Nährwert der
Gewächse.

Anderswo hatte man sich indes weiter
mit den Düften beschäftigt. Den Arabern
war es gelungen, mit Hilfe des Destilla-
tionsverfahrens die flüchtigenätheri-
schen Substanzen einzufangen. Rosenöl

und Rosenwasser waren Produkte dieser neuen Technik. Damaskus wurde zum Zentrum der Parfümherstellung. Von dort brachten die Kreuzfahrer ihren Damen Rosenwasser mit, dessen Duft begeisterte.

Erst einige Jahrhunderte später, im 13. Jahrhundert, konnten haltbare Kräuter- und Duftwässer hergestellt werden, nachdem es gelungen war, hochprozentigen Alkohol, das sogenannte »Lebenswasser« zu destillieren.

Ein weiterer markanter Punkt in der Geschichte der Duftstoffe liegt einige Jahrhunderte später, im 16. Jahrhundert, in der Erfindung des »Königlich ungarischen Wassers«, das aus Alkohol und frischen Rosmarinblüten destilliert wurde. Noch dienten die Duftwässer nicht den Sinnesfreuden, sondern sie waren hochbegehrte Arzneimittel, wie beispielsweise der im Jahre 1611 von französischen Karmeliternonnen erfundene Melissengeist. Ebenfalls im Kloster hat das »Kölnisch Wasser« seinen Ursprung. Das Rezept des Franziskanermönchs Paul Feminis für sein heilkräftiges Wunderwasser »Aqua mirabilis« gelangte in den Händen seiner Erben zu Weltruhm. Die genaue Rezeptur konnte bis heute geheim gehalten werden. Dieser Geheimniskrämerei ist es zuzuschreiben, daß aus dem ursprünglichen Arzneimittel ein Duftwasser wurde. Denn als Kaiser Napoleon im Jahre 1810 verlangte, daß die Rezepturen von allen Arzneien bekannt gegeben würden, benannten es die Firmenbesitzer schnell in ein Duftwasser

um. Und das ist es bis heute geblieben. Die erfrischende Wirkung von »Kölnisch Wasser« beruht auf den ätherischen Ölen der Bergamotte-, Orangen- und Zitronenschale. Beruhigende, entspannende Wirkung geht von Lavendel- und Orangenblütenöl aus. Zusammen mit Rosmarin- und Thymianöl verleihen diese ätherischen Öle dem »4711« den unverwechselbaren Duft.

Pesthauch und Blütenduft

In Frankreich, das wir heute als Mutterland der Parfümkunst ansehen, gab es bereits im 13. Jahrhundert die Zunft der Handschuhmacher und Parfümeure. Katharina von Medici verhalf dieser Zunft im 16. Jahrhundert zum Aufschwung. Sie soll veranlaßt haben, daß im südfranzösischen Grasse die erste Destillations-Anlage für ätherische Öle errichtet wurde. Das war wohl der Anfang der heute noch weltweit führenden Parfümindustrie in Grasse. Alle Meister der Parfümkunst, die sogenannten »Nasen«, erhalten dort ihre Ausbildung. Im 18. Jahrhundert bekamen die Parfümeure viel zu tun, denn die Adligen gingen verschwenderisch mit den Duftstoffen um. Anstatt sich zu waschen, zogen sie es vor, Körpergeruch mit Parfüm zu überdecken. Der Zeitgeschmack bevorzugte schwere, animalische Gerüche von Moschus und Ambra. Die aromatischen Stoffe sollten nach der damaligen Vorstellung »die Zirkulation der Lebensgeister« anregen. Ende des

Die Landschaft um Grasse in Südfrankreich wird seit Jahrhunderten durch den Anbau von Duftpflanzen wie Lavendel und Eukalyptus geprägt.

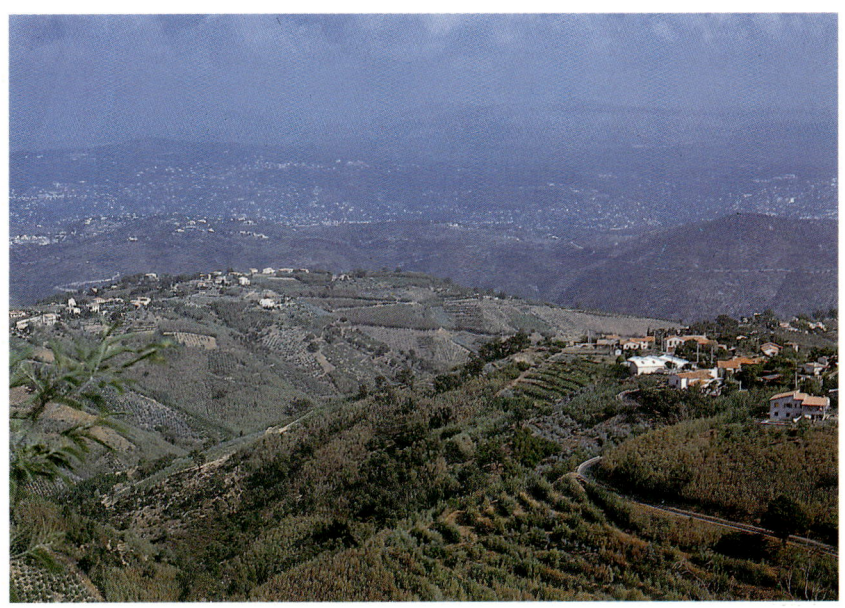

18. Jahrhunderts änderte sich das Hygieneverhalten und mithin auch das Geruchsempfinden. »Natürliche« Gerüche, die zart und leicht wie eine Frühlingswiese sein mußten, gerieten in Mode. Dichter und Philosophen wie Rousseau unterstützten in ihren Werken diese neue Strömung. Und so parfümierten sich fortan die Damen von Stand mit Veilchen, Tuberosen und Jonquillen. Der bis dahin vernachlässigte Geruchssinn wurde zum Thema in zahllosen Diskursen von Philosophen. Sie erkannten, daß der Geruch unmittelbar die Gefühle anspricht – anders als der vom Verstand kontrollierte Gesichtssinn. Diese Erkenntnis sollte sich in der neueren medizinischen Forschung bestätigen.

Den Duftstoffen kam im Frankreich und England des 17. und 18. Jahrhunderts eine nicht zu unterschätzende Bedeutung in der Krankheitsabwehr zu. Zum Schutz vor der Pest wappneten sich die Menschen mit Riechkapseln, Räucherpfannen und Riechkissen, die beispielsweise mit einem Gemisch aus Raute, Melisse, Majoran, Minze, Salbei, Rosmarin, Orangenblüten, Basilikum, Thymian, Quendel, Lavendel, Lorbeerblättern sowie Orangen-, Limonen- und Quittenschalen gefüllt sein konnten. Der Glaube an die krankheitsab-

Destilliergeräte
gehören in Süd-
frankreich zum

Straßenbild und
stehen nicht nur
im Museum.

wehrende Wirkung der Kräuterdämpfe hielt sich bis in die Mitte des 19. Jahrhunderts. So lange wurde in französischen Krankenhäusern, in denen unbeschreibliche hygienische Zustände herrschten, mit Wacholderbeeren und Rosmarin geräuchert, um Krankheitserreger abzutöten.

Mit ätherischen Ölen Krankheiten heilen

Nach Pasteurs Entdeckung der Bakterien galt es für die Anhänger der Kräutermedizin zu beweisen, daß die Kräuter, beziehungsweise deren ätherische Öle, tatsächlich gegen die Krankheitserreger wirken, wie die Erfahrung in den Jahrhunderten zuvor gezeigt hatte. So wurden Ende des letzten Jahrhunderts die ersten wissenschaftlichen Untersuchungen über die antiseptischen Eigenschaften aromatischer ätherischer Öle durchgeführt. Die Forscher haben dabei festgestellt, daß manche Öle beim Vernebeln außerordentlich gut Bakterien abtöten, also die Raumluft desinfizieren. Neuere Forschungen bestätigen das. Am Institut Pasteur in Paris fand man sogar heraus, daß Typhuserreger und die Erreger der Hirnhautentzündung durch Dämpfe des Zitronenöls innerhalb kürzester Zeit abgetötet wurden. Was lag da nach diesen Ergebnissen näher, als die neuen Erkenntnisse in die Therapie umzusetzen? Ätherische Öle wurden danach nicht mehr nur äußerlich, sondern auch innerlich angewandt.

In der Humanmedizin hat diese Heilmethode mittlerweile unter der Bezeichnung »Aromatherapie« ihren festen Platz, allerdings bisher fast ausschließlich in Frankreich, Italien und England. Allein in Frankreich wird sie von über tausend Ärzten praktiziert.

Der bekannteste Vertreter der Aromatherapie ist der französische Arzt Jean Valnet, der zunächst als Militärarzt, später im zivilen Bereich seit Anfang der fünfziger Jahre, Erfahrungen in der Behandlung mit aromatischen Essenzen sammelte. Er bildet in Frankreich Ärzte in Aromatherapie aus. Seine Schüler verbreiten die Therapieform mittlerweile auch in England.

Unabhängig davon beschäftigen sich seit den dreißiger Jahren Ärzte in Italien mit der Wirkung ätherischer Öle auf die Psyche. Kaum bekannt ist, daß in Deutschland einige Ärzte die Heilkunde mit ätherischen Ölen vertraten. Der Berliner Arzt Arnold Krumm-Heller gehörte dazu. Er bezeichnete sein Heilverfahren als »Osmologische Heilkunde«. Arno Müller und Niels Krack sind weitere Ärzte, die sich mit der physiologischen und pharmakologischen Wirkung der ätherischen Öle auseinandergesetzt haben. Auf die Schulmedizin hierzulande hatten sie jedoch so gut wie keinen Einfluß.

Erst ganz zaghaft faßt die Aromatherapie auch in Deutschland Fuß. Hauptsächlich Heilpraktiker sind es, die sie voranbringen. Susanne Fischer-Rizzi, Martin Henglein, Dietrich Gümbel ha-

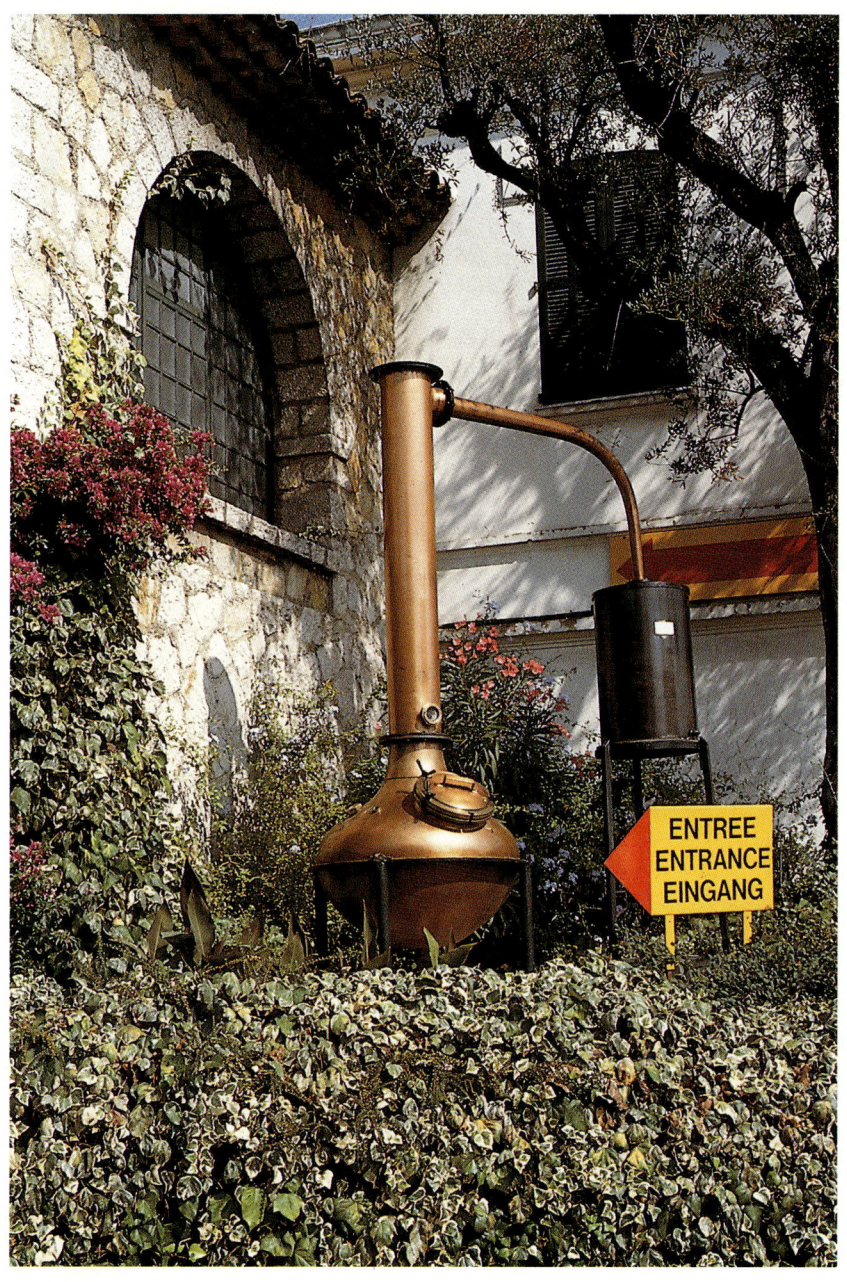

ben sich der Aromatherapie angenommen. Mittlerweile gibt es Kurse für Heilpraktiker und Ärzte, aber in eine Ausbildungsordnung ist die Lehre von der Heilwirkung der ätherischen Öle noch nicht aufgenommen. Alle, die sich ernsthaft mit der Materie befassen, warnen davor, zu leichtfertig mit den hochwirksamen Essenzen umzugehen. Als relativ ungefährlich (mit Ausnahmen!) gilt dagegen die äußerliche Anwendung bei Inhalationen oder als Badezusatz. Auch bei diesen Anwendungsformen, in der Duftlampe und in der Kosmetik entfalten die Essenzen ihre wohltuende Wirkung auf Körper, Seele und Geist.

Die Haut als Hülle des Menschen

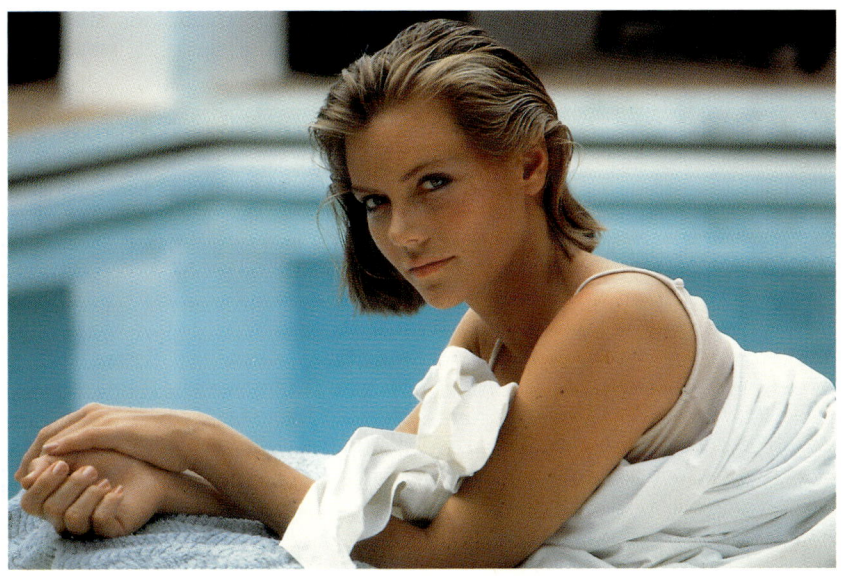

Eine glatte, gepflegte Haut zu haben, ist ein altes Schönheitsideal. Schon Kleopatra hing ihm nach und badete in Eselsmilch. Ihre Haut blieb, so heißt es, dadurch frisch und geschmeidig. Das Ideal ist heute noch das gleiche wie vor einigen tausend Jahren. Die meisten Frauen versuchen, mit kosmetischen Mitteln den natürlichen Prozeß des Alterns aufzuhalten. Die Kosmetikindustrie unterstützt sie dabei kräftig – mit großem Erfolg für die eigene Kasse, denn die bundesdeutschen Verbraucher geben jährlich den stolzen Betrag von 9 Milliarden DM für Kosmetika aus. Doch gegen das Altern der Haut wurde noch kein Mittel gefunden.

Gegen das Bedürfnis, schön und gepflegt auszusehen, ist selbstverständlich gar nichts einzuwenden, allzuoft wird bei der Hautpflege aber vergessen, daß Schönheit nicht von außen kommt. Vielmehr sind eine gesunde Ernährung, Sport und eine positive Lebenseinstellung das beste Rezept für schöne Haut. Aber in der heutigen Zeit genügt eine gesunde Lebensweise nicht mehr. Die Haut als äußere Hülle des Menschen ist besonderen Belastungen ausgesetzt. Schadstoffe in der Luft wirken auf sie ein, und die Sonne mit ihren hautschädigenden Eigenschaften wird zu einem immer größeren Risikofaktor – ganz abgesehen von anderen natürlichen Streßfaktoren für die Haut, wie Kälte und Wind. Die Haut muß vor diesen Einflüssen geschützt werden. Doch dieser Schutz muß nicht mit teuren Imageprodukten erkauft werden, sondern läßt sich, wie es zahlreiche Testergebnisse belegen, genausogut mit preiswerten Kosmetika des Handels oder mit selbst hergestellten Cremes oder Ölen erreichen.

Die Haut ist jedoch nicht nur ein Schutzorgan gegen Austrocknung und gegen andere Einwirkungen von außen, sondern auch ein Stoffwechselorgan. Sie scheidet mit dem Schweiß Salze und Schlacken aus dem Körper aus und gibt über die Talgdrüsen Fett ab. Die Schweißdrüsen regulieren außerdem die Körpertemperatur. Eine weitere Funktion hat die Haut als Sinnesorgan.

Die Hauttypen

Der Dermatologe und Kosmetiker unterscheidet zwischen trockener, normaler und fetter Haut. Die Körperregionen können jedoch bei einem Menschen verschiedene Hauttypen aufweisen. In der Kosmetik benutzt man daher zusätzlich den Begriff der Mischhaut. Demnach weist die sogenannte T-Zone, Stirn, Nase und Kinn, eine fette Haut auf, während die Haut von Wangen, Augenpartien und Hals normal oder trocken ist. Welcher Hauttyp beim einzelnen ausge-

---

Einteilung der Hauttypen*

Haut-typ		Reaktionen der Haut auf Sonnenbestrahlung
I	auffallend helle Haut, rötliches Haar, blaue Augen, Sommersprossen (etwa 2 % der Mitteleuropäer)	bekommt schnell schweren Sonnenbrand, bräunt nicht
II	etwas dunkler als I (etwa 12 % der Mitteleuropäer)	bekommt schweren Sonnenbrand, bräunt kaum
III	helle Haut ohne Sommersprossen (etwa 78 % der Mitteleuropäer)	bekommt nur mäßigen Sonnenbrand, bräunt gut
IV	helle oder hellbraune Haut, dunkelbraunes Haar, dunkle Augen (etwa 8 % der Mitteleuropäer)	bekommt kaum einen Sonnenbrand, bräunt schnell und tief

* nach T. B. Fitzpatrick und M. A. Pathak

prägt ist, hängt von der Erbanlage oder von hormonellen Einflüssen, vor allem in der Pubertät oder im Klimakterium ab. Weitere Einflußfaktoren sind die Umwelt, aber auch die Psyche, Krankheiten und die Pflege, die man der Haut angedeihen läßt. Eines ist jedenfalls sicher: die zarte, glatte Kinderhaut kann niemand ins Erwachsenenalter hinüberretten, denn der Hauttyp eines Menschen entwickelt sich erst in der Pubertät. Erst dann reifen die Talgdrüsen, die Teil des Haarfollikels sind, heran und beginnen zu funktionieren. Ihre Aufgabe ist es, die Haut einzufetten. Bei jüngeren Menschen tun sie das oft im Übermaß – der fette Hauttyp überwiegt deshalb in dieser Lebensphase, oft mit Folgeerscheinungen wie Pickeln und Akne. Mit dem Alter läßt jedoch die Talg- und Schweißdrüsenproduktion nach, deshalb weisen ältere Menschen meist den trockenen Hauttyp auf.

Diese Hauttypeneinteilung ist im Kreise der Dermatologen und Kosmetikfachleute umstritten, denn die Haut ist bei den einzelnen Menschen sehr verschieden und läßt sich kaum in ein festes Schema einordnen. Deshalb bevorzugen Fachleute eine Einteilung, die sich nach der Empfindlichkeit gegenüber Sonnenstrahlung richtet.

Der Aufbau der Haut

Die Haut ist mit einer Oberfläche von 1,3 bis 1,7 Quadratmetern das ausgedehnteste Organ des Menschen und besteht aus drei deutlich unterscheidbaren Schichten:

1. der Oberhaut (Epidermis)
2. der Lederhaut (Corium oder Dermis)
3. der Unterhaut (Subcutis oder Hypodermis)

Die Haut ist an den verschiedenen Körperstellen unterschiedlich dick; am Handteller und an den Fußsohlen sind es 2 bis 4 Millimeter, im Mittel etwa 2 Millimeter. Die Oberhaut als die dünnste Schicht setzt sich aus Hornschicht, Hornbildungsschicht und Keimschicht zusammen. Die Hornschicht besteht aus verhornten, abgestorbenen Zellen, die ständig abgeschiefert werden. In der darunterliegenden Keimschicht werden laufend neue Zellen gebildet, die zur Hornschicht hinwandern. Im Laufe von 30 Tagen erneuert sich so die Oberhaut. In der Keimschicht befinden sich die körnigen Hautpigmente, die die Hautfarbe bestimmen, ebenso wie die Langerhans'schen Zellen, die eine wichtige Funktion in der Immunabwehr erfüllen. Allerdings werden diese Zellen durch hohe Dosen ultravioletter Strahlen geschädigt.

In der etwa 1,8 Millimeter dicken Lederhaut sitzen Blutgefäße, Lymphgefäße, Nerven, Schweißdrüsen, Talgdrüsen und Haarwurzeln, umgeben von fasrigem Bindegewebe. Die Struktur des Bindegewebes bestimmt die Elastizität und die Spannkraft der gesamten Haut.

Die Haut besteht aus drei Schichten, in die Schweiß- und Talgdrüsen, Fettzellen und Nervenzellen eingebettet sind.

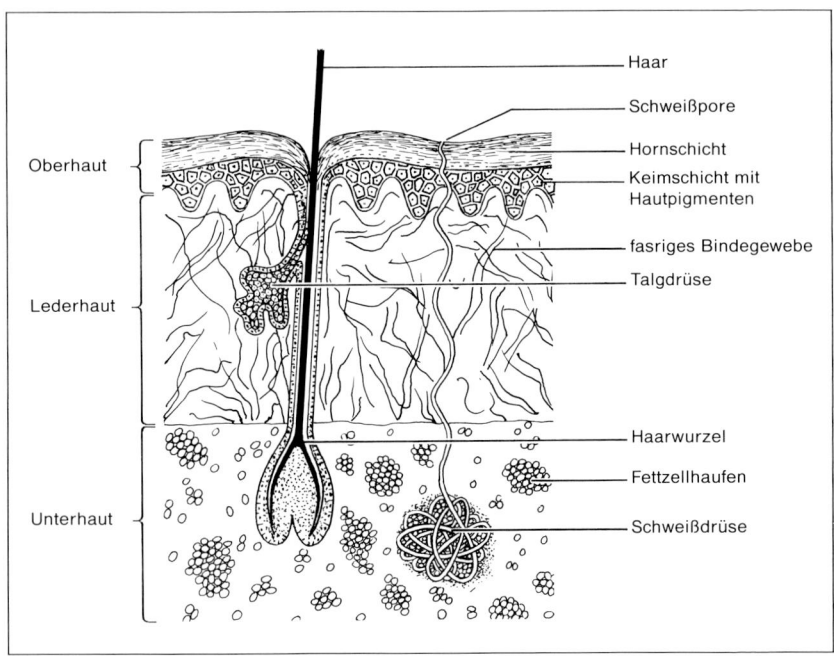

Oberhaut
Lederhaut
Unterhaut

Haar
Schweißpore
Hornschicht
Keimschicht mit Hautpigmenten
fasriges Bindegewebe
Talgdrüse
Haarwurzel
Fettzellhaufen
Schweißdrüse

In der Lederhaut prägen sich Runzeln und Falten ins Gesicht.

Die Lederhaut geht allmählich in die Unterhaut über. In deren schwammiges Bindegewebe sind Fettzellen eingeschlossen. Die Unterhaut dient deswegen der Wärmeisolierung und schützt gegen Stöße. Sie ist ungleichmäßig dick; auf der Nase gibt es beispielsweise fast keine Unterhaut, am Gesäß aber besonders viel. Wie in der Lederhaut befinden sich auch hier Blut- und Lymphgefäße, Nerven, Haarwurzeln und zwei Typen von Schweißdrüsen, die normalen, »ek-krinen« Schweißdrüsen und die »apokrinen« Schweißdrüsen, die auch als Duftdrüsen bezeichnet werden. Deren Ausscheidungen sind Duftstoffe beigemischt, die den individuellen Körpergeruch verursachen. Duftdrüsen sitzen gehäuft in Nasenflügel, Lippen, Achselhöhle, Leistenbeuge, Hodensack und großen Schamlippen. Interessant zu wissen ist, daß die Ausscheidungen der Duftdrüsen den Säureschutzmantel der Haut zerstören und sich deshalb in diesen Regionen leicht Bakterien und Pilze ansiedeln können.

Für den Körpergeruch sind aber nicht nur die Duftdrüsen verantwortlich, sondern alle drei Drüsentypen, also Schweiß-, Duft- und Talgdrüsen, zusammen. Ihre Ausscheidungen riechen zunächst nicht oder kaum. Unangenehmer Körpergeruch entsteht erst durch die Tätigkeit von Bakterien.

Die Haut als Barriere

Die Natur hat es so eingerichtet, daß die Haut den Körper vor Einflüssen von außen schützt. Die äußere Hornhautschicht stellt eine Barriere dar, durch die kaum Stoffe eindringen können. In der Medizin geht man davon aus, daß in der Regel nur ein Zehntausendstel bis ein Hunderttausendstel einer aufgebrachten Substanz die Hornhautbarriere durchdringen kann. Manche Substanzen können jedoch die Barriere überwinden. Sie werden in der Therapie in Form von Salben und Tinkturen auf die Haut aufgebracht, entfalten ihre Wirkung aber im Körperinnern. Das ist beispielsweise bei Rheumapräparaten der Fall. Hormone und Kortikoide sind dazu ebenfalls in der Lage, aber sie haben in der Kosmetik nichts zu suchen. Inwieweit Vitamine bei äußerlicher Anwendung ins Körperinnere dringen können, ist noch nicht ausreichend geklärt. In der medizinischen Fachliteratur wird berichtet, daß ein Vitamin-B_6-Mangel, der künstlich herbeigeführt worden war, durch Auftragen einer Vitamin-B_6-Salbe aufgehoben werden konnte. Die gängige Interpretation bei den Medizinern ist, daß einer normalen, gesunden Haut von außen nichts hinzugefügt werden kann, daß aber bei eindeutigen Mangelerscheinungen wie sie bei der Altershaut auftreten, durch äußerliche Vitamingaben gegengesteuert werden kann. Bei Versuchen konnte ein fahles Aussehen der Haut, das auf einem Mangel an essentiellen Fettsäuren beruhte, durch eine örtliche Anwendung von Sonnenblumenöl und Linolensäure behoben werden.

Vor diesem Hintergrund sehen manche Werbeversprechen der Kosmetikindustrie anders aus. Die sogenannte Nährcreme steht dann als klassische Irreführung da. Angesichts der Tatsache, daß bestenfalls 10 Prozent der Nährstoffe überhaupt die Chance haben, in die Haut einzudringen, wovon der allergrößte Teil innerhalb kürzester Zeit zersetzt wird, hat der Begriff »Nährcreme« keine Berechtigung. Wer Nährcreme oder Fettcreme verwendet, sollte also nicht erwarten, daß die Haut von außen ernährt wird, denn das ist nur über den Blutkreislauf zu erreichen.

Kosmetische Hautpflege kann den Feuchtigkeitsverlust der Haut ausgleichen. Dazu bringt man entweder Feuchtigkeitsbindemittel auf die Haut, die das Wasserbindevermögen der Hornhaut steigern, oder trägt Fette oder Öle als verdunstungshemmende Schutzschicht auf. Manche Wirkstoffe verbessern außerdem das Erscheinungsbild der Haut durch eine straffende und durchblutungsfördernde Wirkung. Doch besteht dabei die Gefahr, daß bei längerer Anwendung solcher Pflegeprodukte die Haut überlastet wird und schneller altert.

Trotz all dieser Einschränkungen dürfen wir davon ausgehen, daß pflanzliche Substanzen in ausreichender Menge durch die Haut in den Körper gelangen und sich dort bei richtiger Anwendung heilsam auswirken. Jahrhundertealte Erfahrungen mit Tinkturen und Essenzen belegen deren Wirksamkeit.

Die Nase als Sinnesorgan

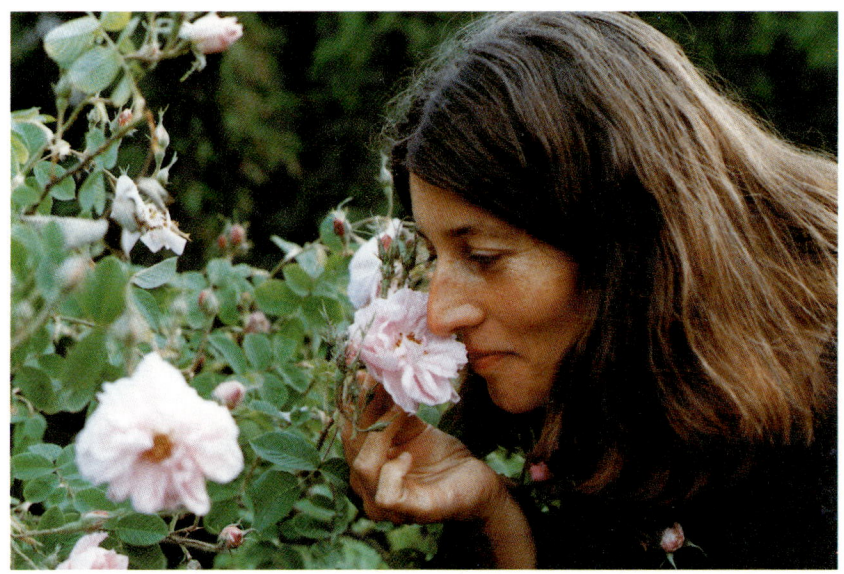

Ätherische Öle sind ein wesentliches Thema dieses Buches. Sie werden nicht nur über die Haut aufgenommen, sondern – viel wichtiger noch – sie entfalten als Düfte ihre Wirkung über die Nase.

Wie wir Gerüche wahrnehmen und wie unser Riechsinn funktioniert, sind Fragen, die lange unbeantwortet blieben und die auch jetzt noch nicht restlos geklärt sind. Eines ist jedenfalls klar: der Riechsinn ist ein Wunderwerk der Schöpfung, viel empfindlicher als die anderen Sinnesorgane. Der Mensch kann bis zu zehntausend Gerüche auseinanderhalten und in seinem Gedächtnis speichern; Pfefferminzöl nimmt er noch in einer Verdünnung von 1:100000

wahr. Aber es werden nicht alle Gerüche vom Menschen wahrgenommen, die Nase selektiert gewissermaßen.

Die Geruchsmoleküle durchstreichen mit der Atemluft unsere Nase und werden an den Riechschleimhäuten vorbeigeleitet. Die Schleimhäute sind als das eigentliche Riechsinnesorgan anzusehen. Die beiden je etwa 5 cm^2 großen Schleimhäute bestehen aus je etwa 10 Millionen Sinnesnervenzellen, die je wiederum 6 bis 8 Flimmerhärchen tragen. Diese Flimmerhärchen sind die Rezeptoren für Gerüche. Nach der derzeit gängigen Theorie der Mediziner besitzen die Flimmerhärchen Paßstellen für bestimmte Duftmoleküle. Nur wenn nach

Seite 25:
Düfte sprechen
unmittelbar die
Gefühle an. Es gibt
kaum einen bezau-

bernderen Duft als
den der Ölrose
des Orients, der
Rosa × damascena
'Trigintipetala'.

Unten:
Die beiden je etwa
5 cm² großen Riech-
organe sitzen an
der Oberseite des

Nasen-Rachen-
Raumes und haben
direkte Verbindung
zum Gehirn.

dem Schlüssel-Schloß-Prinzip Moleküle in Paßstellen hineinfinden, kommt ein Reiz zustande. Dieser Reiz wird von den Sinneszellen direkt an das Gehirn weitergegeben. Dort treffen sie auf den Riechkolben im Vorderhirn; der leitet die Reize wiederum an die entsprechenden Gehirnteile weiter. Der Riechkolben gehört zum Riechhirn, welches wiederum dem limbischen System zugeordnet ist. Über die Riechrinde gelangt die Geruchsinformation in die Großhirnrinde, von wo sie zu den großen Steuerzentren des Organismus, zu Hypothalamus, Thalamus und in die Mandelkerngebiete weitergeleitet wird. Hier üben die Gerüche eine Art Hormonwirkung aus. Der Körper kann auf diesem Wege angeregt werden, schmerzstillende Stoffe, wie Encephalin und Endorphin, beruhigende, wie das Serotonin oder anregende wie das Noradrenalin abzugeben.

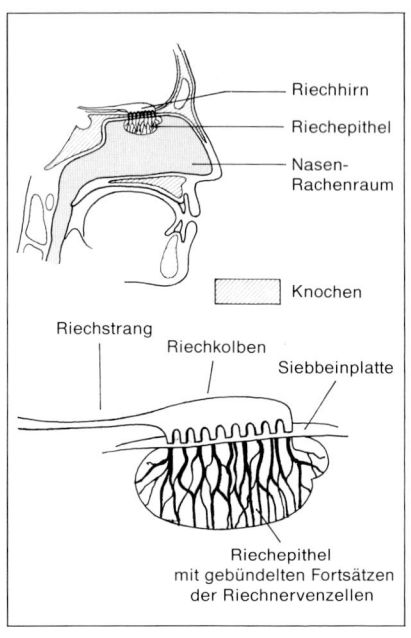

Riechhirn
Riechepithel
Nasen-Rachenraum
Knochen
Riechstrang
Riechkolben
Siebbeinplatte
Riechepithel
mit gebündelten Fortsätzen
der Riechnervenzellen

Das Unterbewußtsein spielt mit

Was sich in unserem Riechsinnesorgan abspielt, ist unserem Bewußtsein entzogen. Die Geruchsreize gelangen vielmehr ins Unterbewußtsein und beeinflussen das vegetative Nervensystem mit all seinen Stimmungen, Gefühlen, Wahrnehmungen und Motiven. Dadurch erklärt sich, was empfindsamen Menschen ohnehin klar ist, daß der Duft einer Blume eine bestimmte Stimmung hervorrufen kann, beispielsweise Wohlbehagen auslösen kann, oder daß wir auf den Geruch anderer Menschen reagieren. Die Redensart »jemanden nicht riechen können« deutet darauf hin.

Wenn wir davon ausgehen, daß Gerüche das vegetative Nervensystem beeinflussen, können wir uns selbst und unseren Mitmenschen mit Düften Gutes tun. Das kann ohne bestimmte Zielrichtung für das allgemeine Befinden geschehen, aber auch als gezielte medizinische Therapie, wie es in der Aromatherapie praktiziert wird.

Die Heilpraktikerin Susanne Fischer-Rizzi wendet duftende ätherische Öle als Aromatherapie bei ihren Patienten an.

Sie geht davon aus, daß Düfte auf Atmung, Verdauung oder Herzschlag Einfluß haben, daß sie beispielsweise die Atmung verlangsamen oder vertiefen oder den Herzschlag regulieren. Das Verdauungssystem spricht besonders auf Düfte an. Die Magensaftproduktion wird angeregt. Die Aromatherapie geht aber weit darüber hinaus. Sie beansprucht für sich, Krankheiten heilen zu können

Wer Zweifel daran hat, daß Gerüche auf das Unterbewußtsein einwirken, wird sich vielleicht von dem Hinweis überzeugen lassen, daß Duftstoffe ganz gezielt von Werbestrategen bei ihren Feldzügen eingeplant werden. Alle möglichen Konsumgüter – Waschmittel, Seifen, Kosmetika, sogar Kleidungsstücke und Papier – werden so parfümiert, daß sie bei potentiellen Kunden auf Gefallen stoßen. Und manche Kaufhäuser verbreiten sogar über die Klimaanlage Düfte, die kauflustig stimmen sollen. Den kritischen Verbraucher müssen solche Werbestrategien bedenklich stimmen. Wer nicht auf solche Manipulationen hereinfallen will, kommt nicht darum herum, die Nase zu schulen, also bewußt zu riechen und sich immer wieder zu fragen, welcher Duft in der Luft liegt.

Wo Vorsicht am Platze ist – Allergien und Nebenwirkungen

Wer Kosmetik selbst herstellt oder wer mit ätherischen Ölen umgeht, möchte damit dem Körper etwas besonders Gutes antun. Bei der Auswahl der Zutaten ist jedoch Vorsicht am Platz. Denn manche Grundstoffe können Allergien, phototoxische oder photoallergische Reaktionen auslösen.

Allergien

Allergien sind ein Problem unserer Zeit. Ein hoher Prozentsatz der Bevölkerung – Schätzungen gehen bis zu 50 Prozent – reagiert auf Substanzen natürlicher oder chemischer Herkunft allergisch. Allergien sind Überempfindlichkeitsreaktionen auf gewisse Stoffe, die der Mensch über die Nahrung, die Atemwege, oder über die Haut aufnimmt. Der Heuschnupfen, die Erdbeer- oder Nickelallergie sind bekannte Spielarten dieser Reaktion. Allergien machen sich häufig in Form von Schnupfen und anderen Erkältungssymptomen oder als Ausschläge bemerkbar. In schweren Fällen kann es zu einer allergischen Schockreaktion kommen. Über eine Atemlähmung kann dieser sogenannte anaphylaktische Schock bis zum Tode führen. Allergien treten nie auf, wenn der Körper das erste Mal mit Stoffen in Berührung kommt. Eine Sensibilisierungsphase muß unbedingt vorausgehen. Dabei wird das Immunsystem in Alarmstellung gebracht. Wenn der Körper dann nochmals mit dem Stoff, dem Antigen, in Berührung kommt, schlägt er »Alarm«, eine Entzündung, die Allergie, wird sichtbar. Wenn dieser Hilferuf des Organismus übersehen oder mißachtet wird, und der Körper weiterhin der Substanz ausgesetzt ist, nimmt die Empfindlichkeit zu. Es gibt aber auch Stoffe, auf die der Körper nicht allmählich, sondern plötzlich mit voller Wucht reagiert, ohne daß es vorher Anzeichen für eine Allergie gab.

Nach der gängigen Lehrmeinung ist die Gefahr, daß durch Stoffe, die in Kosmetika verarbeitet werden, Allergien zustande kommen, nicht sehr groß. In den USA und in kritischen Verbraucherkreisen ist man diesbezüglich etwas anderer Meinung.

Naturstoffe wie auch chemisch hergestellte Stoffe kommen als Allergene in Betracht. In einem Buch, das fast ausschließlich Naturprodukte oder nur leicht chemisch aufbereitete Produkte empfiehlt, darf der Hinweis auf die allergene Wirkung mancher Naturstoffe nicht fehlen. Als Allergene verdächtig sind beispielsweise Terpentinöl, Zimtöl, Citrusöle, Lorbeeröl, die Öle vieler Korbblütler wie Arnika, Kamille oder Schafgarbe (siehe Übersicht). Auch Lanolin, das Wollwachs, das für Cremes und Salben verwendet wird, kann eine allergisierende Wirkung haben, ebenso Mandelöl oder Kakaobutter und andere.

Allergietest

Die meisten Menschen wissen nicht, auf welche Stoffe sie allergisch reagieren. Es

Mögliche Nebenwirkungen ätherischer Öle bei Überdosierung oder zu langer Anwendung

ätherisches Öl	Anwendung	mögliche Nebenwirkung
Arnika	innerlich	allergieauslösend
Bergamotte	äußerlich	erhöht die Lichtempfindlichkeit der Haut; allergieauslösend
Citrusöle (Orange, Zitrone, Bitterorange)	äußerlich	erhöht die Lichtempfindlichkeit der Haut; allergieauslösend
Kamille (nur Verfälschungen)	äußerlich	bei Inhalationen allergisierend
Kampfer	äußerlich	krampfauslösend; Vorsicht bei Epilepsie
Koriander	innerlich	nierenreizend; abtreibungsfördernd, deshalb nicht bei Schwangerschaft anwenden
Lemongras	äußerlich	bei empfindlicher Haut Reizungen
Minze	innerlich/ äußerlich	da stark wirksam, nicht für Kinder unter 6 Jahren
Rosmarin	innerlich/ äußerlich	nicht anwenden bei Schwangerschaft oder bei Neigung zu Epilepsie
Salbei	innerlich	leberschädigend; hemmt den Milchfluß, deshalb nicht während der Stillzeit anwenden
Sandelholz	äußerlich	Hautreizungen bei Sonneneinstrahlung
Schafgarbe	äußerlich	Hautreizungen bei Sonneneinstrahlung
Thymian	innerlich äußerlich	leberschädigend hautreizend, deshalb nicht unverdünnt auf die Haut bringen Nicht anwenden bei Schilddrüsenüberfunktion, bei zu hohem Blutdruck, während der Schwangerschaft und bei Neigung zu Epilepsie. Bei Kindern nicht überdosieren.
Wacholder	innerlich	nierenschädigend; abtreibungsfördernd, nicht während der Schwangerschaft anwenden
Zimtrinde	äußerlich	hautreizend

ist deshalb zu raten, mit den Stoffen, die in der Kosmetikküche verwendet werden sollen, zunächst einmal einen Allergietest zu machen. Vor allem sollten die ätherischen Öle auf den Prüfstand kommen. Man kann die einzelnen Öle nacheinander oder mehrere gleichzeitig auf der Haut testen. Dazu wird das in Frage kommende Öl mit etwas fettem Öl im Verhältnis 1 : 10 vermischt und auf die Haut getupft. Die Armbeuge ist dafür eine geeignete Stelle. Nun läßt man das Ölgemisch, eventuell geschützt durch ein Pflaster, ein bis zwei Tage einwirken. Wenn die Haut sich an einer Stelle rötet, reagiert sie auf den dort aufgetragenen Stoff allergisch und er sollte aus dem Kosmetikrepertoire gestrichen werden.

Phototoxische Reaktionen

Besondere Aufmerksamkeit verdienen in dieser Hinsicht die Furanocumarine, wie sie beispielsweise in Eau de Cologne enthalten sind. Genau genommen wirkt das darin enthaltene Bergamotteöl, das ätherische Öl der Bitterorange, phototoxisch. Phototoxisch bedeutet, daß durch Lichteinwirkung für den Körper giftige Reaktionen in Gang gesetzt werden. Sie äußern sich in einer starken Rötung und Blasenbildung, gefolgt von einer Braunfärbung.

Selbermacher sollten also die Konsequenzen ziehen und vorsichtshalber in Öle, Cremes und Salben kein Bergamotteöl mischen und wer sich in die Sonne legt, sollte sich auf keinen Fall mit bergamottehaltigem Eau de Cologne erfrischen.

Phototoxische Reaktionen sind auch zu erwarten, wenn Sandelholz- oder Angelikaöl in die Kosmetik gemischt wird, und auch bei Raute und Petersilie ist das der Fall. Bei den Teedrogen fällt das Johanniskraut in die Kategorie der phototoxischen Substanzen. Teeliebhaber sollten deshalb niemals während des Sommers Johanniskrauttee trinken – ein schwerer Sonnenbrand könnte die Folge sein.

Photoallergische Reaktionen

Photoallergische Reaktionen kommen ebenfalls durch Strahlungsenergie zustande. Das Licht reagiert dabei auf der Haut mit einer körperfremden Substanz. Im Gegensatz zur phototoxischen Reaktion kommt es auch bei wenig Lichteinwirkung und einer geringen Fremdstoffkonzentration zu einer photoallergischen Reaktion. Sie äußert sich meist zwei bis drei Tage nach dem Sonnenbad als Ekzem, bemerkenswerterweise nicht unbedingt nur an den Körperteilen, die der Sonne ausgesetzt waren. Eine photoallergische Reaktion tritt allerdings nie bei der ersten Anwendung kosmetischer Präparate auf. Vielmehr muß auch hier eine Sensibilisierungsphase vorausgegangen sein, bei der Antikörper gebildet wurden.

Photoallergisch kann der Körper nicht nur auf chemisch hergestellte Substanzen reagieren, sondern auch auf Naturstoffe, die in der sanften Kosmetik und in der Naturkosmetik häufig und gerne auf die Haut aufgetragen werden. Die »Mallorca-Akne« ist beispielsweise eine photoallergische Erkrankung. Sie beruht auf dem Zusammenwirken von UV-A-Licht mit Fettsubstanzen oder Emulgatoren.

Die richtige Dosierung schützt vor Nebenwirkungen

Wenn wir in Naturkosmetik und Aromatherapie mit Heilpflanzen und deren Essenzen umgehen, müssen wir uns bewußt sein, daß diese Stoffe im Organismus ganz spezifische Wirkungen entfalten. Sie dürfen nie nach dem Prinzip »viel hilft viel« angewandt werden, eher nach dem Grundsatz »weniger ist mehr«. Empfohlene Dosierungen dürfen auf keinen Fall überschritten werden. Besonders wichtig ist das, wenn Heilpflanzen oder deren Essenzen innerlich angewandt werden. Der Aromathera-

peut Martin Henglein rät, nicht mehr als ein bis drei Tropfen am Tag zwei- bis dreimal einzunehmen und das nicht über einen längeren Zeitraum als drei bis vier Wochen.

Welche Essenzen hinsichtlich der Nebenwirkungen bei äußerlicher oder innerlicher Anwendung kritisch bewertet werden, ist der nebenstehenden Übersicht zu entnehmen. Ein paar Beispiele daraus sind näher zu erläutern:

Salbeiöl kann bei zu hoher Dosierung zu akuten Vergiftungen führen, wofür der Stoff Thujon verantwortlich ist. Salbei spanischer Herkunft enthält dieses Thujon nicht. Ihm fehlen aber auch andere wertvolle Inhaltsstoffe. Man sollte also beim Kauf des Öls nachfragen, aus welchem Land es stammt.

Bei Thymian verhält es sich anders. Thymianöl, gleich welcher Herkunft, wirkt in zu hoher Dosierung giftig für die Leber. Mehr als ein Tropfen davon kann der Gesundheit schaden.

Streifzug durch die Welt der Düfte

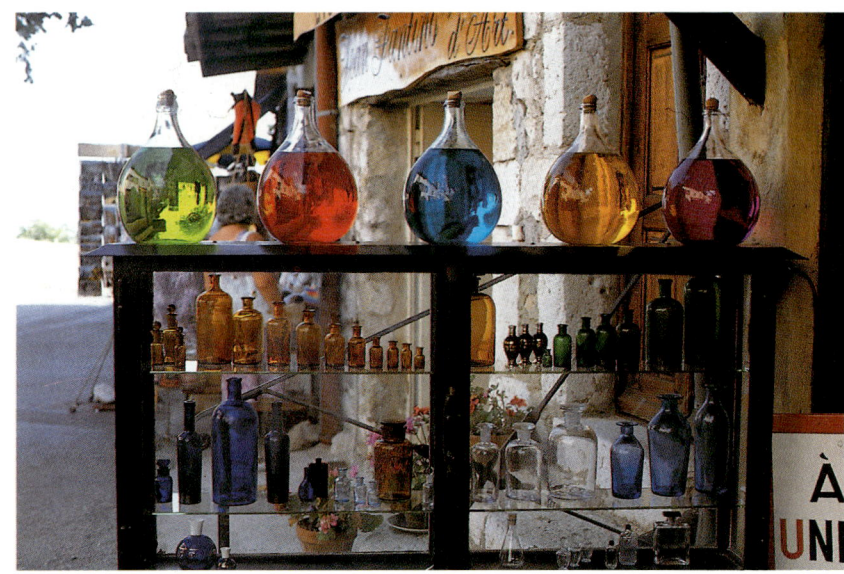

Stellen Sie sich vor, Sie spazieren an einem warmen Junitag durch einen Rosengarten und atmen den wunderbaren Duft des edlen Gewächses ein. Szenenwechsel: Sie sitzen an einem schwül-heißen Sommerabend im Garten und lassen sich den betörenden Duft des Falschen Jasmins um die Nase wehen. Was Sie da und bei anderen Duftpflanzen riechen, sind die ätherischen Öle, die die Gewächse an die Luft abgeben.

Kenner der Pflanzenwelt haben den Duft einer Pflanze als deren Seele bezeichnet. Jeder mit etwas Phantasie begabte Mensch kann das nachempfinden, zumindest spürt er, daß Düfte die Sinne beflügeln. Duft entsteht, wenn sich die ätherischen Öle verflüchtigen. Das Wort »ätherisch« stammt aus dem Griechischen, wo der Wortstamm »äter« so viel wie »Himmelsluft« bedeutet. Die etymologische Betrachtung können wir weiterführen. Wenn wir den Seelenzustand eines Menschen mit »ätherisch« näher charakterisieren, meinen wir damit so viel wie »verklärt« oder (dem Irdischen) »entrückt«. Pflanzendüfte vermitteln tatsächlich vielen Menschen eine Idee von Göttlichkeit oder ein Gefühl vom Eingebundensein ins Universum.

Der Duft einer Rose ist deshalb weit mehr als die chemisch analysierbare, stoffliche Zusammensetzung. Trotzdem sollten sich die Freunde schöner Düfte auch etwas mit deren Chemie auseinandersetzen.

Künstliche und natürliche Aromastoffe

Pflanzen duften durch ihre ätherischen Öle. Das in der Pflanze enthaltene ätherische Öl ist kein einheitlicher Stoff, sondern ein Stoffgemisch aus nur wenigen oder bis zu einigen Hundert Bestandteilen. Vielen dieser Bestandteile sind die Chemiker in mühevoller Kleinarbeit auf die Spur gekommen. Im 19. Jahrhundert stand die Erforschung der Aromastoffe hoch im Kurs. 1834 gelang es erstmals französischen Chemikern, aus Zimtöl den Bestandteil Zimtaldehyd zu isolieren. Einige Jahre später gewannen die deutschen Forscher Liebig und Wöhler aus Bittermandelöl den Bestandteil Benzaldehyd. Neue Erkenntnisse über die Zusammensetzung der ätherischen Öle kamen darauf in immer kürzeren Zeitabständen hinzu. Von der Isolierung war der Schritt zur Synthese von Riechstoffen auf chemischem Wege nicht mehr weit. Heute stehen den Parfümherstellern 5 000 chemisch hergestellte und einheitliche Riechstoffe zur Verfügung. Nur noch der geringste Teil der Parfümgrundstoffe stammt aus natürlichen Quellen. Der Riechstoffexperte Ohloff schätzt, daß es nur noch 5 Prozent sind. Er begründet diesen geringen Anteil damit, daß die natürlichen Quellen den enormen Bedarf nicht mehr decken

könnten. Die Industrie braucht riesige Mengen Riechstoffe nicht nur für Kosmetik und Medizin, sondern auch als Zusatz für Waschmittel oder Nahrungsmittel. Sogar Kleidungsstücke oder andere Gegenstände des täglichen Bedarfs werden parfümiert. Wer kennt nicht den produktspezifischen Geruch von Waschmitteln. Doch auch das Gegenteil kann der Fall sein – wie bei „Persil flüssig", für das die Firma Henkel mit dem Zusatz „jetzt auch parfümfrei" wirbt.

Unnachahmlicher Duft aus Pflanzen

Trotz aller Anstrengungen ist es den Chemikern bis jetzt noch nicht gelungen, gewisse Pflanzendüfte nachzubauen. Unnachahmlich bleibt immer noch der Duft von Zedernholz oder der von den Wurzeln des indischen Grases Vetiver, von Patschubiblättern und von Sandelholz.

Die Analytiker wissen zwar, welche Bestandteile der ätherischen Öle die Duftträger sind, die also hauptsächlich für einen bestimmten Geruch verantwortlich sind; bei Lemongras rührt der Citrusduft vom Bestandteil Citral her, beim Rosenöl entsteht der typische Rosenduft durch das Geraniol. Aber die Chemiker konnten bisher andere Duftträger, die die Nuance geben, nicht analysieren. Aus diesem Grund können die Parfümhersteller nicht auf natürliche ätherische Öle verzichten. Manche (französische) Kosmetikhersteller geben an, ausschließlich mit natürlichen ätherischen Ölen zu arbeiten. Sie verleihen damit ihren Duft- und Kosmetikkompositionen das gewisse Etwas, das sich nicht nachahmen läßt. Angesichts dieser Erfahrungen ist es fast überflüssig zu erwähnen, daß Naturprodukte in der selbst hergestellten Kosmetik und in der Aromatherapie absoluten Vorrang haben sollten. Ätherische Öle, die in der Aromatherapie eingesetzt werden, müssen unbedingt natürlich sein.

Was man über die Qualität der ätherischen Öle wissen muß

Die Qualität der ätherischen Öle hängt sehr stark von der Herkunft der Duftpflanzen ab.

Das Verhältnis der Duftstoffe zueinander ist nicht immer gleich. Es schwankt je nach Herkunft, nach Standortverhältnissen und nach den Gegebenheiten im Jahr. Bei Basilikum, das aus Nordafrika und Nordamerika stammt, haben Methylchavicol und Linalool den höchsten Anteil, während der exotische Typ aus Reunion, von den Comoren, Seychellen und Java 80 bis 90 Prozent Methylchavicol und nur Spuren von Linalool enthält. Diese standortsbestimmten Unterschiede der Inhaltsstoffe können auch dem Nachweis dienen. Das ist gar kein unwesentlicher Aspekt, denn leider werden hochwertige, teure ätherische Öle mit minderwertigen, billigen gestreckt oder sogar synthetisch hergestellte für natürliche ausgegeben. Eine be-kannte, fast schon klassische Täuschung wird beim Rosenöl praktiziert. Das teure Rosenöl, dessen hoher Preis bei einer geringen Ausbeute gerechtfertigt ist, wird in der Kosmetikindustrie meistens durch das ähnlich riechende Öl der Rosengeranie ersetzt. Leider hat der Käufer ätherischer Öle nicht die Möglichkeit, selbst zu untersuchen, ob die Drogen echt, gestreckt oder ganz gefälscht sind. (Die Analyse geschieht auf chemischem oder gaschromatographischem Wege.) Als Verbraucher sollte man im Handel deshalb hartnäckig nach der Herkunft und der Qualität der Öle fragen. Auf dem Etikett der kleinen Glasfläschchen müßte bei natürlichem ätherischem Öl das Herkunftsland deklariert sein. Wenn das Öl auf synthetischem Wege hergestellt wurde, ist die korrekte Bezeichnung »naturidentisch«. Wer statt der Retortenprodukte Naturprodukte haben will, muß auf jeden Fall mehr bezahlen; umgekehrt ist aber ein hoher Preis keine Garantie für die Echtheit der Ware. Für 1 ml bulgarisches Rosenöl muß man mit etwa 60,– DM rechnen, 10 ml reines Lavendelöl kosten etwa 6,– DM.

Die meisten ätherischen Öle, die im Handel sind, stammen aus traditionellem oder konventionellem Anbau – nur wenige werden bislang aus kontrolliert biologischem Anbau angeboten. Einige Citrusöle und Öle von Lippenblütlern (Oregano, Thymian, Majoran, Pfefferminze, Lavendel und Salbei) gehören dazu. Diese haben dann auch einen entsprechend höheren Preis.

Häufig vorkommende Bestandteile von ätherischen Ölen

Bestand- teil	Stoff- gruppe	Geruch, Geschmack	Vorkommen
Anethol	Phenoläther	typisch nach Anis, süß, mild, warm	Anis, Fenchel
Anisaldehyd	Aldehyd	süß, krautig, würzig	Anis
Borneol	Alkohol		Rosmarin, Baldrian, Lavendel
Carvacrol	Phenol	fixierend	Hopfen, Thymian, Quendel, Bohnenkraut
d-Carvon	Keton	würzig, krautig, süß	Kümmel, Dill
l-Carvon	Keton	süß, minzig, würzig, erfrischend	Krauseminze
Citral	Aldehyd	frisch, citrusartig, aetherisch, fruchtgrün	Zitrone, Lemongras, Orange, Melisse
Citronellal	Aldehyd	frisch, citrusartig, grün	Orange, Melisse
Citronellol	Alkohol	rosig, frisch, blumig	Citronelle
Eugenol	Phenoläther	warm, würzig, brennend	Nelke, Zimtblätter
Geraniol	Alkohol	mild, blumig, etwas bitter	Melisse, Geranie, Rose, Citronelle
d-Limonen	Terpen	leicht, erfrischend, chemisch	Bergamotte, Neroli, Orange, Kümmel, Pfefferminze, Kampfer
Linalool	Alkohol	erfrischend, blumig, holzig, cremig	Lavendel, Majoran, Bergamotte
Menthol	Alkohol	erfrischend, krautig, leicht, süß/scharf	Pfefferminze
Pinen			Fichtennadel
Terpineol	Alkohol	blumig, süß	Terpentin, Fenchel
Thymol	Alkohol		Thymian-Arten
Vanillin	Aldehyd	süß, cremig, vanillig	Vanille

Geruchs- und Geschmacksangaben aus: Erich Ziegler, »Die natürlichen und künstlichen Aromen«, 1982.

Etwas über Duftstoffchemie

Wer sich intensiver mit ätherischen Ölen befaßt, wird irgendwann einmal wissen wollen, welche chemischen Verbindungen dem Duft zugrundeliegen. Handfeste Chemie, organische Chemie, um genau zu sein, ist da gefragt. Die meisten Riechstoffe sind Kohlenwasserstoffe der Benzol- und der Terpenreihe, wovon wiederum 90 Prozent allein zu den Terpenen gehören. Terpenverbindungen finden sich in verschiedenen chemischen Stoffklassen, so auch bei Alkoholen und Ketonverbindungen.

Alkohole

Terpenalkohole stellen das Gros bei den ätherischen Ölen. Der von der Pfefferminze bekannte Stoff Menthol gehört beispielsweise dazu, ebenso Geraniol aus den *Pelargonium*-Arten, das in Kosmetika als billiger Ersatz für Rosenöl verwendet wird, denn der Duft ähnelt dem der Rose. Bei den Beschreibungen der einzelnen ätherischen Öle in diesem Buch wird häufiger die Bezeichnung »Borneol« zu lesen sein. Chemisch betrachtet ist das ebenfalls ein Alkohol, in der Natur finden wir den Stoff beispielsweise in Rosmarin oder Baldrian. Übrigens deutet die Endung »-ol« auf die Zugehörigkeit zu den Alkoholen hin, auch die Phenole mit der gleichen Endung gehören dazu.

Aldehyde

Zur Gruppe der Aldehyde zählen Citronellal und Citral, wobei Citral den typischen Veilchenduft abgibt.

Duftklassen und ihre typischen Vertreter		
Duftklasse	Riecht nach	Vorherrschende chemische Verbindung
blumig	Rosen	Geraniol
minzig	Pfefferminze	Menthol
ätherisch	Birnen, Fleckenputzmittel	Benzylacetat
moschusartig	Moschus, Angelika	Moschus
kampferartig	Eukalyptus, Mottenmittel	Cineol, Kampfer
faulig	faulen Eiern	Schwefelwasserstoff
stechend-beißend	Essig	Essigsäure, Ameisensäure

**Edles Glas in
schönen Formen
ist mehr als
nur Verpackung.**

**Parfüm und Glas
vereinen sich
zu Extravagan-
tem.**

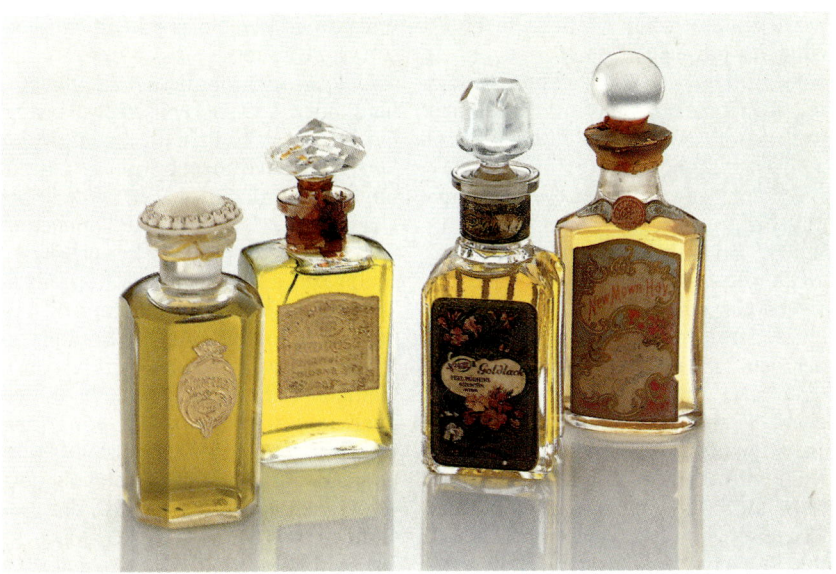

Ketone

Ketone führen den dumpf riechenden Kampfer in ihren Reihen.

Phenole und Phenoläther

Viele wichtige Riechstoffe gehören in diese Stoffklasse. Es handelt sich dabei ebenfalls um Alkohole, die aber nicht in aliphatischer Bindung vorliegen, sondern aus Benzolringen aufgebaut sind. Thymol, wichtiger Bestandteil der Thymian-Arten, ist das am längsten bekannte Phenol. Carvacrol stammt aus der gleichen Pflanzengattung. Als weitere wichtige Phenole sind Anethol aus dem Dill und Safrol aus Zimtblättern zu nennen.

Die Klassifizierung der Gerüche

Für die meisten Menschen ist es völlig normal, daß eine Rose wie eine Rose duftet – aber nicht für alle Menschen. Genauso wie es Farbenblindheit gibt, gibt es eine »Duftblindheit«. Die ist genetisch angelegt und bisher für 62 Riechstoffe nachgewiesen worden, beispielsweise für Moschus-Verbindungen oder Blausäure.

Schon lange bemühen sich die Menschen, Düfte zu beschreiben, sie für andere nachvollziehbar zu machen. Immerhin gibt es etwa 400 000 Geruchssubstanzen, die irgendwie eingeordnet werden müssen. Dieses Bestreben mag zunächst abwegig erscheinen, dennoch entspricht es der Logik, denn Farben und Töne, die ebenfalls mit den Sinnen wahrnehmbar sind, sind ja auch systematisch geordnet.

Bekannt geworden ist das Geruchsklassifizierungssystem des schwedischen Botanikers Linné aus dem 18. Jahrhundert. Linné unterschied sieben Geruchsklassen von aromatisch bis ekelerregend. Ein anderer Forscher, der sich der Geruchsklassifizierung annahm, war Amoore. Dieser unterschied ebenfalls sieben Grundgerüche – kampferartig, stechend, blumig, minzig, ätherisch, moschusartig und faulig (s. Übersicht auf S. 36). Diese Einteilung deckt sich teilweise mit der von Hans Henning, der in sechs Geruchsklassen differenzierte: blumig, ätherisch oder fruchtig, würzig, harzig, brenzlig und faulig. Dieses in einem sogenannten Geruchsprisma dargestellte System wurde später erweitert. Der Amerikaner Engen ergänzte es durch eine Reihe von Pflanzendüften.

Trotz dieser Bemühungen gibt es noch kein einheitliches Geruchsklassifizierungssystem. Und vielleicht wird es das auch nie geben, denn die Geruchswahrnehmung ist eine äußerst komplizierte Angelegenheit, die sich nicht alleine mit naturwissenschaftlichen Methoden bewerten läßt, vielmehr spielt die Psyche hier kräftig mit. Der Chemiker Ohloff drückt das so aus: »Die Duftsprache wird in Erlebniswerten wiedergegeben

und variiert dementsprechend von Person zu Person.«

Ohloff spricht in diesem Zusammenhang auch von Geruchsschwellenwerten. Demnach können Riechstoffe in äußerst geringen Konzentrationen wahrgenommen werden. Der Wert ist nicht bei allen Substanzen gleich. Merkaptan und Skatol erschnuppern wir beispielsweise schon bei äußerst geringer Konzentration, ebenso Vanillin. Pfefferminzöl nehmen wir schon in einer Verdünnung von 1:100 000 wahr. Inwieweit Menschen Gerüche wahrnehmen, ist sehr individuell und wird beeinflußt von Alter, Geschlecht, Gesundheitszustand, körperlichem und geistigem Wohlbefinden, von Rauchgewohnheiten und Umwelteinflüssen.

Gewinnung der ätherischen Öle

Über 5 000 chemisch einheitliche Riechstoffe können heute in den Duftlabors hergestellt werden. Der Bedarf für Kosmetika und Industrieprodukte ist enorm. Mit natürlichen Riechstoffen kann er bei weitem nicht mehr gedeckt werden. Trotzdem sollte, wer mit ätherischen Ölen aus Vergnügen und zum eigenen Wohlbefinden experimentiert, natürliche Substanzen nehmen. Wir wollen ja nicht den chemisch reinen Duft, sondern ein bißchen mehr: das, was sich nicht wägen und messen, geschweige denn künstlich zusammenbrauen läßt. Pflanzen sind schließlich mehr als in Einzelbestandteile zerlegbare Stoffgemische; Pflanzen sind Lebewesen.

Die Alchimisten der vergangenen Jahrhunderte hatten eine Idee, das Wesen der Pflanzen einzufangen. Mit komplizierten Destillierverfahren versuchte man in den Chemieküchen des Mittelalters das Wesentliche, die Essenz, aus den Pflanzen zu gewinnen. Im Prinzip geschieht das heute auf dieselbe Weise. Das gebräuchlichste Verfahren, um ätherische Öle zu gewinnen, die Destillation, ist seit der Erfindung vor über tausend Jahren gleich geblieben – lediglich die Apparaturen sind moderner geworden und die Angelegenheit wurde entmystifiziert.

Ätherische Öle werden nach drei prinzipiellen Verfahren gewonnen: durch Extraktion, Destillation und Expression.

Extraktion

Die Extraktionsverfahren beruhen auf der leichten Löslichkeit ätherischer Öle in organischen Lösungsmitteln. Traditionelle organische Lösungsmittel sind Rindertalg oder Schweinefett. Mit Hilfe dieser Fette läßt sich auf sehr schonende Weise aus empfindlichen Blüten wie Jasmin der Duft auffangen. Dieses Verfahren erfordert allerdings sehr viel Handarbeit. Handarbeit bedeutet hohen Kostenaufwand, deshalb sind die Hersteller längst zu dem billigen Verfahren der Extraktion mit flüchtigen Lösungsmitteln übergegangen, beispielsweise mit dem giftigen Benzol.

Genau genommen gibt es drei Extraktionsverfahren: das Enfleurage-Verfahren, die Mazeration und die Lösungsmittelextraktion.

Enfleurage

Frisch geerntete Blüten werden dabei auf mit Fett bestrichene Glasplatten gestreut. Das Fett nimmt die Duftstoffe der Blüten auf. Nach Stunden oder Tagen werden neue Blüten aufgeschüttet und die Prozedur wiederholt – bis das Fett mit den ätherischen Ölen gesättigt ist. Die ätherischen Öle werden daraus mit Hilfe der Alkoholextraktion entzogen. Diese Methode war im südfranzösischen Grasse, dem Zentrum der Parfümherstellung, bis zum Jahre 1960 gebräuchlich. Sie wurde vor allem für Pflanzen mit einem geringen Anteil an ätherischen Ölen wie Jasmin-, Tuberosen-, Narzissen- und Orangenblüten angewandt.

Mazeration

Die Mazeration ist eine Variante des Enfleurage-Verfahrens. Dabei werden die Blüten in 50 bis 80 Grad warmes Fett gegeben und die Blütenladungen mehrmals erneuert bis sich das ätherische Öl angereichert hat. Seit Mitte des 18. Jahrhunderts war dieses Verfahren in Frankreich zur Gewinnung von Rosen-, Nelken-, Veilchen- und Hyazinthenöl gebräuchlich.

Lösungsmittelextraktion

Die alten handwerklichen Verfahren sind heute weitgehend durch das im gro-

Einige Kosmetik-
firmen arbeiten
noch mit natür-
lichen ätherischen
Ölen wie bei die-
ser Badelotion mit
Kiefernduft.

ßen Stil praktizierbare Verfahren der
Lösungsmittelextraktion ersetzt worden.
80 Prozent der Blütenöle werden heute
in Frankreich auf diese Weise gewonnen. Als Lösungsmittel kommen dabei
Petroläther oder Benzol, die auf etwa
50 Grad erhitzt werden, infrage. Das
Lösungsmittel wird schließlich bei niedrigen Temperaturen im Vakuum entzogen. Zurück bleibt eine halbfeste oder
butterweiche Masse, die sogenannte
»Essence concrete«. Außer dem ätherischen Öl enthält sie noch Wachse und
Farbstoffe, die dann durch Alkoholextraktion abgetrennt werden müssen.
Erst dann liegt das absolute Öl, »Essence
absolue«, vor.

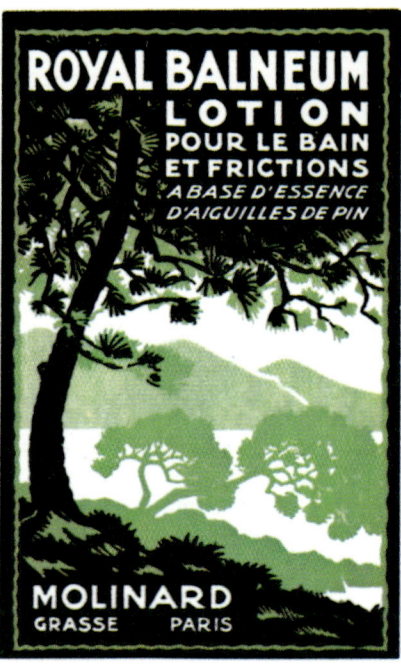

Destillation

Die Destillation eignet sich für wenig
empfindliches Pflanzenmaterial. Die
Experten unterscheiden wiederum drei
Destillationsverfahren:

– Wasser-Destillation,
– Wasser-Dampf-Destillation
– Dampf-Destillation.

Bei der ersten Variante wird die Droge in
Wasser direkt erhitzt, übergetrieben und
durch Kondensation abgeschieden. Auf
diese recht grobe Weise wird beispielsweise Terpentinöl gewonnen. Die zweite
Variante liefert hohe Ausbeuten, dabei
wird die Droge zunächst mit Wasser vor-
mazeriert und dann destilliert. Eukalyp-
tus-, Pfefferminz-, Kümmel-, Anis-, Fen-
chel-, Nelken- und Zimtöl werden so

gewonnen. Der Nachteil dieser beiden
Verfahren ist, daß die ätherischen Öle
erst bei hohen Temperaturen von 150 bis
300 Grad ins Auffanggefäß des Geräts
übergehen. Bei der dritten Variante, der
Dampf-Destillation, liegt die Temperatur
mit 96 Grad wesentlich niedriger. Sie ist
deswegen schonender.

Der Nachteil aller Varianten des De-
stillationsverfahrens ist, daß viele chemische Verbindungen zerstört oder gar
nicht mit destilliert werden, sondern im
Wasser zurückbleiben wie der Phenyl-
ethylalkohol des Rosenöls. Durch De-

stillation gewonnene Öle riechen deshalb nicht so intensiv wie die durch Extraktion gewonnenen.

Wasserdampfdestillierte Öle enthalten häufig Verunreinigungen, die die Geruchs- und Geschmacksqualität beeinträchtigen, und werden deshalb für arzneiliche und kosmetische Zwecke noch gereinigt.

Auspreßverfahren

Vor allem die Fruchtschalen von Citrusfrüchten werden mit diesem Verfahren ausgepreßt. Man erhält dabei eine Emulsion von Wasser in Öl, aus der das Öl anschließend durch Destillation, Filtrieren, Dekantieren oder Zentrifugieren abgetrennt werden muß.

Die Pflanzen und ihre ätherischen Öle

Etwa 30 Prozent der 295 Pflanzenfamilien weisen ätherische Öle auf. Manche Pflanzenfamilien treten dabei besonders hervor, wie die Lippenblütler, von denen sehr viele als Heil- und Würzkräuter in den Hausgärten gezogen werden. Melisse, Minze, Salbei, Thymian und Lavendel sind die bekanntesten. Einen hohen Gehalt an ätherischen Ölen weisen auch die südländischen Rautengewächse wie Zitrone, Orange und Bitterorange (Pomeranze) auf.

Die Pflanzen speichern die ätherischen Öle in unterschiedlicher Menge in verschiedenen Pflanzenteilen. Bei den Citrusfrüchten findet sich der höchste Gehalt in der Fruchtschale. Lippenblütler speichern ätherische Öle in allen ihren oberirdischen Pflanzenteilen. Bei anderen Gewächsen ist es die Blüte, in der sich ätherische Öle anreichern (Bitterorange, Akazie, Rose, Ylang-Ylang, Tuberose, Lavendel, Jasmin, Hyazinthe, Narzisse). Bei Anis, Vanille und Piment haben die Samen und Früchte einen hohen Gehalt an ätherischen Ölen. In den Blättern sitzen die ätherischen Öle bei Minzen, Pelargonien, Nadelgehölzen, Eukalyptus, Patschuli, Lemongras, Zitronenkraut und vielen anderen. Manche der blattduftenden Gewächse geben ihren Duft ab, wenn sie berührt werden – das ist bei den Duftpelargonien der Fall. Kontaktdufter nennen die Botaniker deshalb diese Gewächse. Andere Pflanzen fangen dagegen schon an zu duften, wenn sie lange von der Sonne beschienen werden. Spontandufter ist der Fachausdruck dafür. Dieser Duft hat im Leben der Pflanze eine besondere Funktion: er lockt bestäubungsfähige Insekten an, manchmal von sehr weit her.

Sogar in Holzzellen ist ätherisches Öl gespeichert. Von den heimischen Gewächsen sind Kiefer und Zypresse zu nennen, Sandelholz und Zimtbaum sind Beispiele für duftende tropische Hölzer. Schließlich können auch noch die Wur-

---

Pflanzenfamilien mit einem hohen Gehalt an ätherischen Ölen

Doldenblütler (Umbelliferae):	Fenchel, Anis, Kümmel
Ingwergewächse (Zingiberaceae):	Ingwer, Kardamom
Kieferngewächse (Pinaceae):	Tanne, Fichte, Kiefer
Korbblütler (Compositae):	Kamille, Arnika
Lippenblütler (Labiatae):	Lavendel, Minze, Thymian, Patschuli
Lorbeergewächse (Lauraceae):	Zimt, Kampfer
Myrtengewächse (Myrtaceae):	Gewürznelke, Eukalyptus
Rautengewächse (Rutaceae):	Pomeranze, Zitrone
Rosengewächse (Rosaceae):	Rosen

Beim Drüsenhaar des Salbeiblatts wird das Öl zwischen Zell- **wand und Wachsschicht der obersten Zelle abgeschieden.**

Bei den Zitrusfrüchten sitzen die Ölzellen in der äußersten Schicht der Schale.

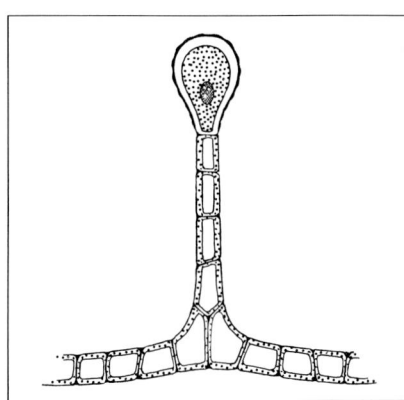

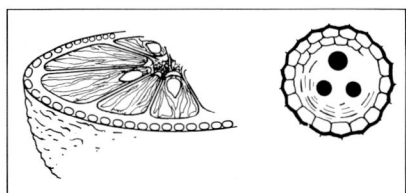

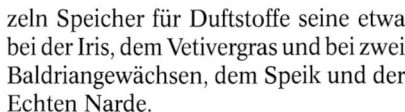

zeln Speicher für Duftstoffe seine etwa bei der Iris, dem Vetivergras und bei zwei Baldriangewächsen, dem Speik und der Echten Narde.

Der Gehalt an ätherischem Öl ist je nach Pflanzenart und Herkunft sehr unterschiedlich. Damit sich die Nutzung im größeren Stil lohnt, müssen mindestens 0,1 Prozent ätherisches Öl enthalten sein. Im Normalfall rechnen die Erzeuger mit 1 bis 2 Prozent. Der höchste Gehalt wird bei Gewürznelken mit bis zu 21 Prozent gemessen.

Damit sich die ätherischen Öle in einem Gewächs ausprägen, müssen eine ganze Reihe von Bedingungen erfüllt sein. Der pflanzentypische Gehalt an ätherischen Ölen wird zunächst von den Erbanlagen bestimmt, die aber durch Klima- und Standortverhältnisse, durch Düngung und Pflege verändert werden können. Bestimmte ökologische Rassen können sich dabei herausbilden. Abhän-

gig ist der Gehalt an ätherischem Öl und seine Zusammensetzung auch vom Entwicklungsstadium der Pflanze. Bei Lippenblütlern ist er kurz vor der Blüte am höchsten. Die Tageszeit spielt ebenfalls eine Rolle. Bei Jasminblüten ist der Ölgehalt am frühen Morgen, noch bevor sie sich öffnen, am höchsten. Danach richtet sich selbstverständlich der optimale Erntezeitpunkt. Bei Blättern liegt er meist etwas später in den Morgenstunden und bei Wurzeln außerhalb der Vegetationszeit. Am Erntetag sollte schließlich auch das Wetter mitmachen. Ungünstig wirken sich hohe Luftfeuchtigkeit und Tau aus.

Rautengewächse

Zitrone
Citrus limon

Zitronen sind immergrüne, kleine Bäume. Bei den Früchten handelt es sich um »Beerenfrüchte«, die in der äußeren Schicht viele Ölbehälter aufweisen (siehe Zeichnung).

Die Zitrone stammt, wie andere Zitrusfrüchte auch, ursprünglich aus Asien; angebaut wird sie jedoch haupt-

Zitronenöl hilft bei
brüchigen Nägeln
und fetter Haut.

Schmierseife ist ein
guter Träger für
ätherische Öle – ob
im Haushalt oder
als Badezusatz.

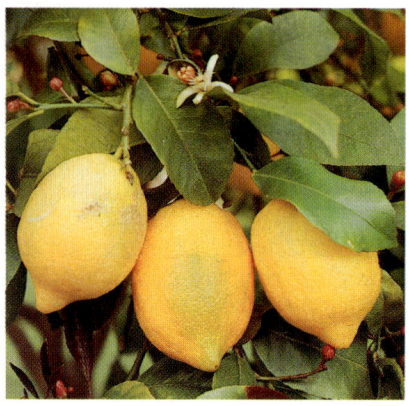

Citral verleiht dem Zitronenöl den charakteristischen Geruch. Nach Qualitätsanforderungen des Handels und des Deutschen Arzneibuchs (DAB) muß das Öl zu 3,5 Prozent aus Citral bestehen. Um dem zu entsprechen, wird häufig synthetisch hergestelltes Citral zugesetzt. Wer das nicht möchte, muß ausdrücklich eine naturreine Qualität verlangen. Übrigens kann man im Labor anhand der Furanocumarine mittels Chromatographie prüfen, ob das Zitronenöl echt ist.

Verwendung und Heilwirkung
Zitronenöl wird ausgesprochen vielseitig in der Medizin, in der Kosmetik und im Lebensmittelbereich eingesetzt.

Innerliche Anwendung in der Medizin: Das ätherische Öl wirkt keimtötend, stärkt die Widerstandskraft des Organismus, fördert die Verdauung und wirkt gegen Magenübersäuerung.

Äußerliche Anwendung in der Medizin: Bei brüchigen Nägeln, als Zusatz in Kosmetik bei fettiger Haut.

Verwendung in der Kosmetik. Für Parfüms, Deodorants, als Badezusatz in Form von Badeöl, Körperöl, Zitronenöl-haltige Produkte sollte man nicht vor dem Sonnenbad verwenden, da wegen des Furanocumaringehalts Schaden für die Haut (Pigmentflecken) entstehen kann. Ätherisches Zitronenöl ist Hauptbestandteil von Kölnisch Wasser.

Verwendung in Küche und Haushalt. Anstelle von Zitronensaft, also in Salatsaucen, Desserts, zum Kuchenbacken.

sächlich auf Sizilien, in Spanien, Griechenland, Kalifornien, Brasilien und Argentinien. Spitzenqualitäten stammen aus Sizilien; dort werden Zitronenbäume auch biologisch angebaut.

Ätherische Öle
Die Ausbeute an ätherischem Öl ist verglichen mit anderen Aromapflanzen relativ hoch. Das liegt daran, daß die Öle mittels Kaltpreßverfahren gewonnen werden. Für 1 l Zitronenöl benötigt man etwa 200 kg Zitronen. Der größte Teil der Öle wird für die industrielle Weiterverarbeitung entwachst; für die Aromatherapie ist das jedoch nicht wünschenswert, deshalb sollte für diesen Zweck ausdrücklich nicht entwachstes Zitronenöl verlangt werden.
Zusammensetzung:
etwa 90 % Limonen
bis 3,5 % Citral
Furanocumarine

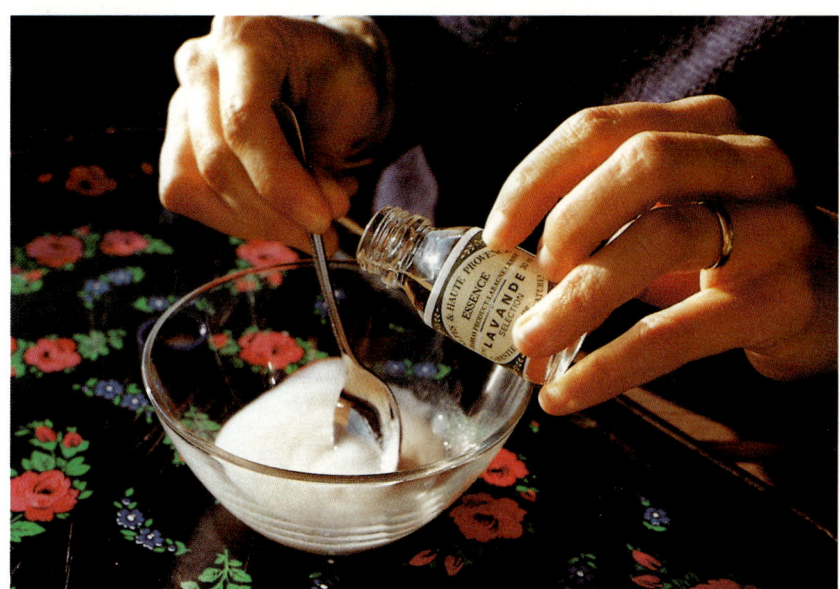

Zitronenöl wie auch die anderen Agrumenöle sind kühl, am besten im Kühlschrank aufzubewahren.

Bergamotte
Citrus aurantium ssp. *bergamia*

Der immergrüne Baum wird etwa 5 m hoch.

Der Bergamottebaum hat dieselbe Herkunft wie die Zitrone. Angebaut wird er hauptsächlich in Süditalien (Kalabrien), in Frankreich und in Westafrika, und zwar ausschließlich, um daraus das ätherische Bergamotteöl zu gewinnen.

Ätherische Öle
Die Ausbeute ist so hoch wie bei der Zitrone: aus 200 kg Früchten wird mittels Kaltpreßverfahren 1 l Öl gewonnen.
Zusammensetzung:
etwa 50 % Limonen
35–45 % Linalylacetat
20–30 % Linalool
etwa 5 % Bergapten, eine Furanocumarin-Verbindung
Wegen des Bergapten muß das Bergamotteöl etwas kritisch bewertet werden. Der Stoff kann nämlich Hautentzündungen hervorrufen, da er die Haut lichtempfindlich macht. Bergamotteöl darf deshalb auf keinen Fall in Hautöle oder Sonnenschutzmittel gemischt werden. Technisch ist es zwar möglich, durch das Verfahren der Vakuumdestillation die

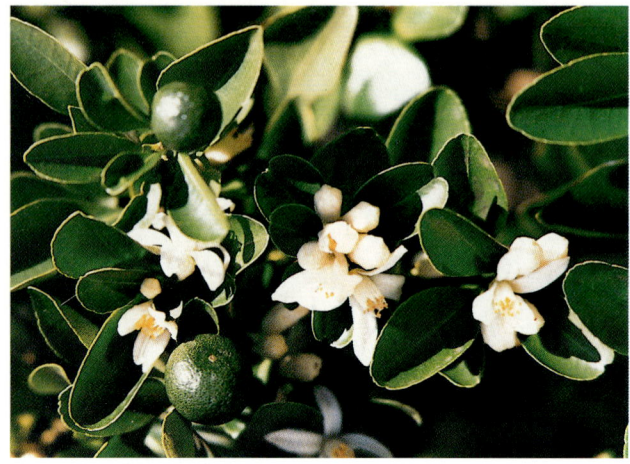

Ein spritziger, anregender Duft geht von dem Öl der Bitterorange aus.

unerwünschten Furanocumarine zu entfernen, aber es dürfte nicht so einfach sein, solche Qualitäten im Handel zu bekommen.

Verwendung und Heilwirkung
Den typischen Bergamottegeruch kennt man vom Kölnisch Wasser; Teefreunde genießen Duft und Geschmack im aromatisierten Earl Grey-Tee.

Anwendung in der Medizin. Bergamotteöl soll nach Angaben der Aromatherapeuten bei innerlicher Anwendung keimtötend und krampflösend wirken; außerdem wird es bei Appetitlosigkeit angeraten. Alte Damen sollen früher auf Reisen Bergamotteöl in Riechfläschchen mitgenommen haben, um bei üblen Gerüchen daran zu schnuppern.

Äußerliche Anwendung in der Medizin: Wegen der desinfizierenden und wundheilenden Wirkung kann das Öl (verdünnt) zur Behandlung von Wunden verwendet werden.

Verwendung in der Kosmetik. In Parfüms, Duftwässern, Körperölen, als Badezusatz, in Deodorants.

Verwendung im Haushalt. Wegen seines schweren, dominierenden Geruchs und Geschmacks sollte das Öl nur äußerst sparsam verwendet werden.

Bitterorange, Pomeranze
Citrus aurantium ssp. *aurantium*

Traditionelles Anbaugebiet der Pomeranze ist Südfrankreich und in Spanien die Gegend um Sevilla.

Ätherische Öle
Aus der Bitterorange lassen sich dreierlei Öle gewinnen: aus den Schalen Pomeranzenschalenöl, aus den Blütenknospen und den offenen Blüten Neroliöl, und aus Blättern, Zweigen und unreifen Früchten Petit-Grain-Öl.

Anders als das Schalenöl werden die beiden letztgenannten Öle durch Wasserdampfdestillation gewonnen. Dabei ist die Ausbeute wesentlich geringer als beim Preßverfahren. 1000 kg Pomeranzenblüten ergeben so nur 1 kg Essenz. Beim Petit-Grain-Öl werden etwa 350 kg Pflanzenmaterial für 1 l Öl benötigt.

Parfüms mit der
ganz besonderen
Note lassen sich aus
den ätherischen
Ölen kreieren.

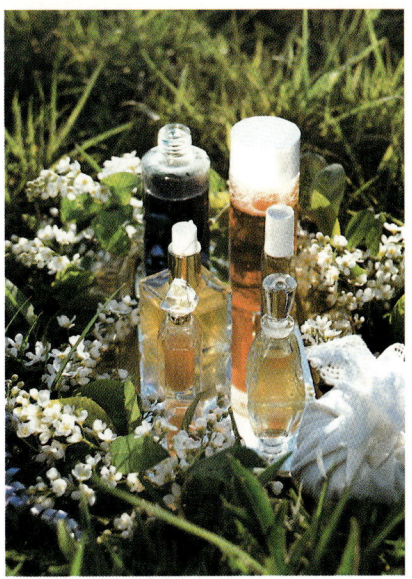

Neroliöl
Zusammensetzung:
3–25 % Linalylacetat
Limonen
Terpen-Alkohole
Spuren von Jasmon und Farnesol und
andere Bestandteile

Verwendung und Heilwirkung
Anwendung in der Medizin. In der Aromatherapie hilft Neroliöl innerlich angewandt bei Herzkrämpfen, bei Herzklopfen, bei chronischem Durchfall und wegen der leicht betäubenden Wirkung auch bei Schlaflosigkeit.

Verwendung in der Kosmetik. Hauptsächlich als wohlduftende Komponente teurer Parfüms.

Petit-Grain-Öl
Petit-Grain-Öl fällt nicht nur bei der Wasserdampfdestillation der Zweige, der Rinde und der unreifen Früchte der Bitterorange an, sondern auch bei Zitrone, Orange, Bergamotte und Mandarine. Die verschiedenen Herkünfte unterscheidet man durch Zusatzbezeichnungen. Das Öl der Bitterorange heißt Petit-Grain Bigarde. Es hellt die Stimmung auf, und eine ganz subtile, positive Wirkung auf die Gefühle bei Trauer und Enttäuschung geht nach den Erfahrungen der Aromatherapie davon aus.

Allgemein gilt Petit Grain in der Aromatherapie als stimulierend. Sowohl innerlich als auch äußerlich angewandt, soll es die Konzentration und geistige Leistungsfähigkeit fördern. Der spritzige, herbe Duft des Öls entfaltet sich besonders gut in der Duftlampe.

Der besondere Tip
Ein Riechfläschchen mit Petit-Grain-Öl zur Arbeit mitnehmen und öfters daran schnuppern!

Orange
Citrus sinensis

Die Orange ist die bedeutendste Zitrusfrucht. Sie wird weltweit im subtropischen Klima angebaut. Günstige Bedingungen findet sie zum Beispiel im Mittelmeergebiet.

Ätherisches Öl
Das Gewinnungsverfahren und die Ausbeute entsprechen etwa dem der Zitrone: 1000 Orangen ergeben 500 bis 600 g ätherisches Öl.

Basilikum stärkt die Nerven und kräftigt den Magen.

Das Öl verleiht Parfüms eine würzige Note.

Zusammensetzung:
  Limonen
  Sinensal
  Citronellal
  Citral

Verwendung und Heilwirkung

Den Duft des Orangenöls empfinden wir als abgerundet, warm, und beruhigend. Obwohl die Orange eng mit den anderen Zitrusgewächsen verwandt ist, wird ihr Duft anders empfunden: nicht so spritzig anregend, sondern eher beruhigend und entspannend. Das ätherische Orangenöl paßt deshalb so richtig zum Ausklang des Tages. Läßt man von der Duftlampe das Öl im Raum verbreiten, werden die alltäglichen Sorgen fast wie von alleine abfallen.

Anwendung in der Medizin. Innerlich angewandt, weckt Orangenöl die Sinne und regt den Appetit an. Äußerlich ver-ordnet die Aromatherapie das Öl gegen Cellulitis. Ob es hilft, muß ausprobiert werden. Jedenfalls kommen dem Öl hautpflegende Eigenschaften zu.

Verwendung in der Kosmetik. Wegen der hautpflegenden Eigenschaft ist Orangenöl als Zusatz in Cremes, Hautölen, Deodorants sehr beliebt.

Verwendung im Haushalt. Orangenöl verleiht Desserts ein herrliches Aroma.

Der besondere Tip
Ausgesprochen lecker schmeckt eine Getreidespeise aus geschrotetem Weizen oder Hafer, als Brei gekocht, vermischt mit je 2 Eßlöffeln Nußmus und Honig, aromatisiert mit einigen Tropfen Orangenöl.

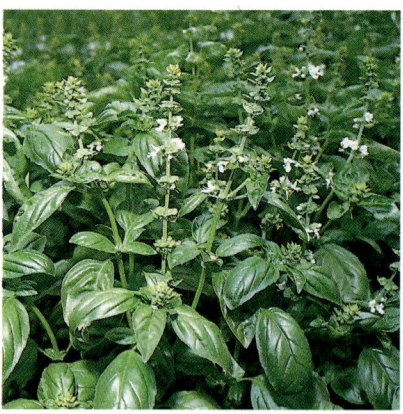

Lippenblütler

Diese Pflanzenfamilie zeichnet sich durch einen hohen Gehalt an ätherischen Ölen aus. Extrahiert werden diese flüchtigen Bestandteile mit Hilfe der Wasserdampfdestillation.

Basilikum
Ocimum basilicum

Basilikum ist ein einjähriges Würz- und Heilkraut. Es stammt wahrscheinlich aus Vorderindien und kam über das Mittelmeergebiet zu uns, wo es für den Hausgebrauch in Gärten kultiviert wird.

Erfahrene Gärtner wissen, daß sich an sonnigen Standorten die Aromastoffe besser ausbilden. Ein Vergleich zwischen Kraut, das in Spanien und in Norwegen angebaut wurde, zeigte für Spanien einen Gehalt an ätherischen Ölen von 0,9 Prozent, für Norwegen dagegen nur 0,13 Prozent.

Ätherische Öle

Drogenexperten unterscheiden zwei Typen: Basilikum, das in Nordafrika und Nordamerika angebaut wird, wesentliche Bestandteile sind Methylchavicol und Linalool; und den sogenannten »exotischen« Typ aus Reunion, von den Seychellen und Java mit 80 bis 90 Prozent Methylchavicol und nur Spuren von Linalool. Der Kenner merkt den Unterschied.

Verwendung und Heilwirkung
Anwendung in der Medizin. Basilikum stärkt nach den Erfahrungen der Kräuterkundigen die Nerven, wirkt krampflösend, kräftigt den Magen und reinigt den Darm. Das frische oder getrocknete Kraut oder das ätherische Basilikumöl kann bei diesen Beschwerden helfen. Äußerlich angewandt, lindern verdünnte Basilikumessenz oder zerriebene frische Blätter Schmerzen von Insektenstichen.
Verwendung in der Kosmetik. Eigenen Parfümkreationen und Deodorants fügt es eine würzige, erfrischende Komponente bei. In der Duftlampe verstreut es einen Hauch von Extravaganz.

Bohnenkraut
Satureja hortensis und *S. montana*

Das einjährige Kraut wird in unseren Breiten hauptsächlich als Würzpflanze gezogen. Wenn es sich im Garten wohlfühlt, kommt es von selbst immer wieder. Wie die meisten Lippenblütler stammt Bohnenkraut aus dem Mittelmeerraum und wird dort auch feldmäßig angebaut. Das ätherische Öl wird jedoch hauptsächlich aus dem Bergbohnenkraut, einem Halbstrauch, gewonnen.

Ätherisches Öl

Die Ausbeute an ätherischem Öl ist mit 0,1 Prozent sehr gering.
Zusammensetzung:
   Carvacrol
   Terpinen-4-ol
   Linalool
   Terpineol, Borneol, p-Cymen und
   andere Bestandteile

Verwendung und Heilwirkung
Anwendung in der Medizin. Die Heilkraft des Bohnenkrautes wird häufig unterschätzt. Man kennt es hierzulande eigentlich nur als Würzmittel in Bohnengemüse. Aber es hat auch hervorragende antiseptische Eigenschaften. Das Kraut wirkt sich deswegen in seinen verschiedenen Anwendungsformen segensreich auf den Magen-Darm-Bereich aus. Auf jeden Fall verdient es, stärker beachtet zu werden. Die Aromatherapie verordnet es auch bei Antriebsschwäche, Überarbeitung und Streß. Einen Über-

Lavendelfelder prägen die Landschaft Südfrankreichs. Das duftende Kraut wird heutzutage für die Ölgewinnung in fahrbaren Destillierkolonnen verarbeitet.

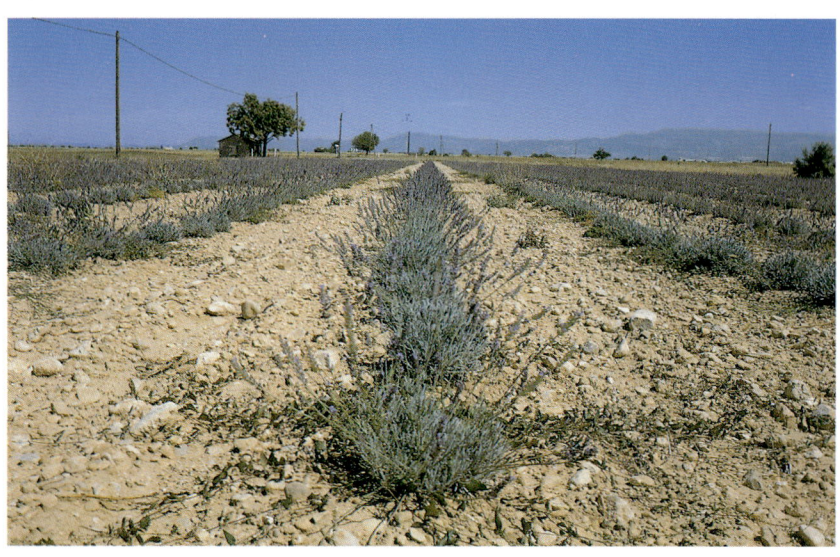

raschungseffekt löst Bohnenkrautöl aus, wenn man es in der Duftlampe verströmen läßt.

Lavendel
Lavandula angustifolia

Botanisch betrachtet ist der Lavendel ein ausdauerndes Gewächs, ein Halbstrauch, aus dessen verholzten Teilen jedes Jahr neu das Kraut austreibt. Lavendel fühlt sich an trockenen, warmen Standorten am wohlsten. An der französischen Côte d'Azur und in der Provence findet er die besten klimatischen Voraussetzungen und wird dort feldweise angebaut, ebenso in Griechenland, Dalmatien, Nordafrika, und Rumänien.

Neben dem Echten Lavendel wird Lavandin, eine Hybride aus *L. angustifolia* und *L. latifolia*, angebaut, sogar auf größerer Fläche als der Echte Lavendel, weil diese Art robuster ist und eine größere Ausbeute erzielt werden kann. Eine weitere Art ist Speik-Lavendel *(Lavandula latifolia)*. Beide Arten werden zu minderwertigem, »echtem Lavendelöl« für Parfüms und Seifen verarbeitet. In der Medizin haben die beiden keine Bedeutung.

Ätherische Öle
Ätherisches Lavendelöl kann man fast schon als Massenware bezeichnen. Um so mehr sollte man auf gute Qualitäten achten, beim Einkauf vergleichen, öfter

mit der Nase schnuppern. Allein in Frankreich werden pro Jahr 75 000 bis 150 000 kg Lavendelessenz destilliert, oft direkt auf dem Feld in fahrbaren Destillationskolonnen. In Südfrankreich stehen in vielen Orten kleine Lavendeldestillen, die von der lokalen Bedeutung des Lavendels zeugen. Echter Lavendel enthält 1 bis 3 Prozent ätherisches Öl.

Zusammensetzung:
30–50 % Linalylacetat
(Spitzenöle 60 %)
Linalool, Borneol, Isoborneol,
1,8-Cineol, Kampfer und andere
Bestandteile

Anwendung in der Medizin

Die krampflösenden, nervenstärkenden und schmerzlindernden Eigenschaften des Lavendels sind geradezu sprichwörtlich. Sie kommen uns als Tee aus der frischen oder getrockneten Droge, als ätherisches Öl innerlich eingenommen (1 bis 3 Tropfen dreimal täglich) oder als Duftkissen zugute. Die Dosierung ist sehr wichtig. Nimmt man mehr als angegeben, können sensible Menschen Kopfschmerzen bekommen. Wenig bekannt ist, daß man Lavendelduft auch inhalieren kann. Dabei kann man nichts falsch machen, anders als bei der innerlichen Einnahme.

Äußerlich angewendet wirkt Lavendelöl wundheilend. Es kann im Verhältnis 1:10 verdünnt mit Olivenöl auf Wunden, auch auf Brandwunden aufgetragen werden. Auch Insektenstiche lindert das ätherische Öl. Es wird unverdünnt oder zu gleichen Teilen mit Alkohol gemischt aufgetragen. Wer von Insekten gepiesackt wird, kann sich den Lavendel zunutze machen, denn vor seinem Duft nehmen die Stechtiere Reißaus.

Der besondere Tip
Mit Antischnaken-Körperöl aus Mandelöl mit 1 bis 2 Prozent Lavendelöl einreiben, wenn man abends draußen sitzt oder vor dem Schlafengehen.

Reißaus nehmen die lästigen Tiere auch, wenn ätherisches Lavendelöl in der Duftlampe verduftet.

Verwendung in der Kosmetik

Die Lavendel-Seife gilt als »nationale Duftmarke Englands«. Vielleicht mutet deshalb der Lavendelduft etwas altmodisch an, weil er so oft älteren Ladies anhaftet. Alles andere als altmodisch war Lavendelduftwasser in den dreißiger Jahren: als Modeparfüm erfreute es sich damals großer Beliebtheit. Und auch heute noch ist es beliebter Zusatz in Cremes, Körper- und Badeölen, in Deodorants und Seifen und natürlich in Parfüms. Die wohltuende, schlaffördernde Wirung kommt auch in der Aromalampe zum Tragen.

Verwendung im Haushalt

Lavendel vertreibt, so sagt man, die Motten. Diese Hilfe der Natur ist leider etwas in Vergessenheit geraten. Dabei sind die

Für duftende Mottensäckchen braucht man nur wenige Zutaten: Lavendelblüten, Lavendelöl und pulverisierte Veilchenwurzel. Beim Nähen der Duftsäckchen für den Kleiderschrank kann man der Phantasie freien Lauf lassen und dazu noch kleine Stoffreste sinnvoll verwerten.

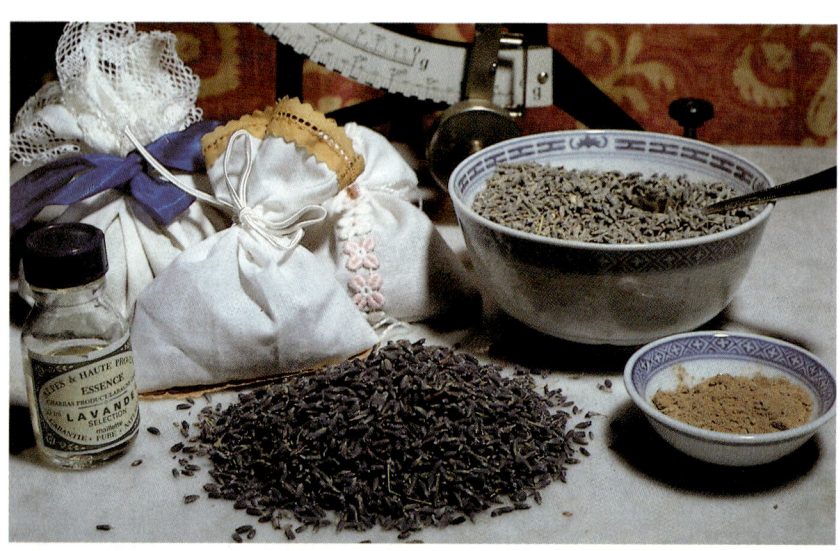

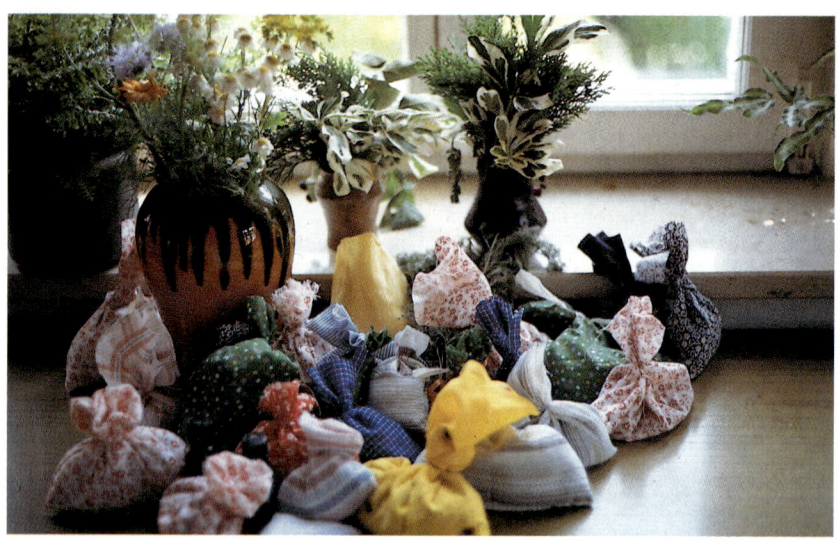

Insekten so leicht mit selbstgebastelten Lavendelsäckchen vom Kleiderschrank fernzuhalten.

Majoran
Origanum majorana

Im relativ rauhen Klima hierzulande wächst der Echte Majoran nur einjährig, nach milden Wintern hält er es auch einmal zwei Jahre aus. In warmen Regionen hält der Halbstrauch sich dagegen mehrere Jahre. Der aus dem östlichen Mittelmeergebiet stammende Lippenblütler wird heute in Mittel-, Süd- und Südosteuropa, sowie in Nordafrika angebaut. Die Stengel werden vor der Blüte geschnitten und die duftenden Blätter und Blüten mit Hilfe von Rebbelmaschinen von den Stengeln gestreift. Der Gehalt an ätherischem Öl liegt bei 1 bis 1,7 Prozent, die Ausbeute jedoch nur bei 0,5 bis 0,9 Prozent.

Ätherische Öle
Zusammensetzung:
  x- und y-Terpinen
  Terpenenol
  Linalool
  Sabinen, Kampfer, Borneol
Die Zusammensetzung schwankt je nach Herkunft sehr stark.

Verwendung und Heilwirkung
Majoran hat ein ähnliches Wirkungsspektrum wie Pfefferminze und Thymian. Er wirkt keimhemmend, verdauungsfördernd, appetitanregend und krampflösend. Eigenschaften, die sowohl auf das frische und getrocknete Kraut als auch auf die Essenz zutreffen. Mehr noch als bei anderen ätherischen Ölen gilt hier der Grundsatz, keinesfalls zu viel, höchstens 1 bis 2 Tropfen dreimal täglich, einzunehmen, da bei zu hoher Dosierung Lähmungen möglich sind. Majoran gilt als Antiaphrodisiakum. Man sagt ihm also nach, daß er die sexuelle Lust dämpft. Vielleicht führt er deswegen als »Wurstkraut« in der Heilkräuterküche eher ein Schattendasein.

Äußerlich angewandt, kommt ihm wundheilende, schmerzlindernde und stärkende Wirkung zu. Ein Körperöl, für das man das frische Kraut einige Tage in Olivenöl ziehen läßt, ist bei Rheuma und Arthritis angezeigt.

Verwendung in der Kosmetik. Es kostet schon ein wenig Überwindung, sich mit dem Gedanken anzufreunden, den herbwürzigen Majoran in der Körperpflege zu verwenden. Vielleicht überzeugt der

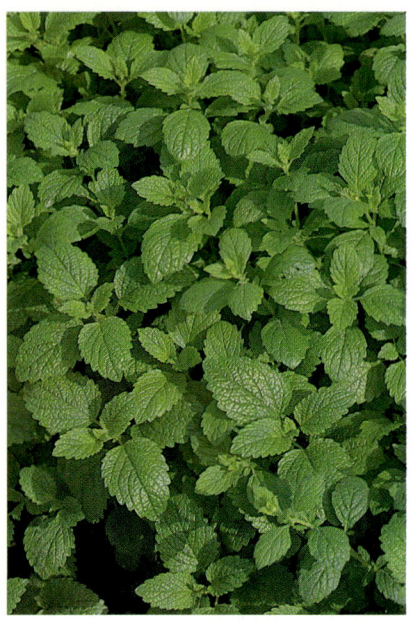

Das edle Zitrusaroma der Zitronenmelisse wird in der Kosmetik oft durch ähnlich duftende Öle ersetzt.

Hinweis, daß das berühmte Salböl der Griechen aus Olivenöl mit Majoran bestand. Jedenfalls läßt sich ein sehr schönes Massageöl zum Entspannen mit Majoranessenz fabrizieren.

Und noch ein Hinweis zur Ehrenrettung des Majoran: die Kosmetikindustrie verwendet ihn als Parfümzusatz.

Der besondere Tip
Mandelöl, Sonnenblumenöl oder ein anderes fettes Öl mit Majoranöl, Lavendelöl und Geranienöl (insgesamt etwa 2 Prozent) gemischt ergibt ein warm-würzig duftendes Massageöl.

Zitronenmelisse
Melissa officinalis

Die Zitronenmelisse wächst staudig, vermehrt sich willig über Wurzelausläufer oder durch Selbstaussaat. Sie gehört wegen ihrer Robustheit zum Standardsortiment unserer Kräutergärten. Der Lippenblütler kam wie viele seiner Verwandten aus dem Mittelmeergebiet in unsere Regionen, fühlt sich mittlerweile aber zumindest im Gartenraum recht heimisch. Nennenswerte Kulturen gibt es in Osteuropa und Spanien.

Ätherische Öle
Für die Gewinnung ätherischer Öle wird das ganze Kraut vor dem Aufblühen geerntet und per Wasserdampf destilliert. Der Gehalt in der Pflanze liegt bei 0,3 Prozent, die Ausbeute nur bei 0,1 Prozent. In der Kosmetikindustrie wird deswegen das recht teure Melissenöl weitgehend durch andere nach Zitrone duftende Öle ersetzt, so auch beim Karmelitergeist und beim Klosterfrau-Melissengeist. Citronell- oder Lemongrasöle, reines Zitronenöl oder über Melissenkraut destilliertes Zitronenöl sind solche Zitrusduftträger.

Zusammensetzung:
30 % Citral
40 % Citronellal
Linalool
Geraniol
und andere Bestandteile

Je nach Wuchsbedingungen ist das ätherische Öl sehr unterschiedlich zusammengesetzt.

Verwendung und Heilwirkung
Die Zitronenmelisse zählt als Bestandteil des Melissengeistes zu den bekannte-

In großem Stil
wird weltweit Öl
aus der Pfeffer-
minze destilliert.

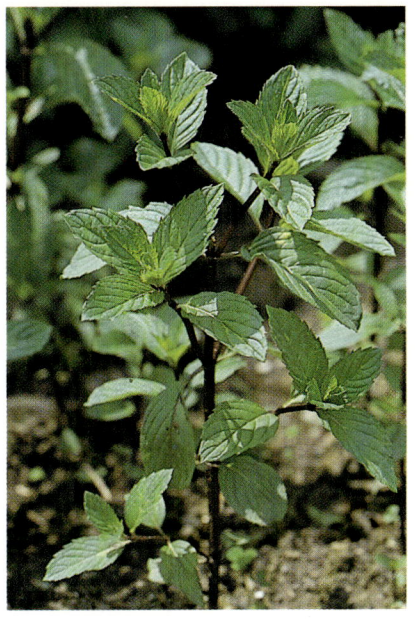

sten Heil- und Hausmitteln, aber auch in der Kosmetik wird sie geschätzt.

Anwendung in der Medizin. Wie viele andere Lippenblütler wirkt auch die Zitronenmelisse leicht krampflösend, nervenberuhigend, antibakteriell und sogar antiviral (gegen Viren, beispielsweise Herpes simplex-Viren). Sie wird deshalb zur Beruhigung bei Nervenleiden, bei nervösen Magen- und Darmstörungen, bei Migräne und nervösen Herzbeschwerden verordnet. Der Aufguß ist ein beliebter Haus- und Abendtee, der etwas von der Anspannung des Tages nimmt. Sowohl Kraut als auch ätherisches Öl wirken in die gleiche Richtung.

Verwendung in der Kosmetik. Die Kosmetikindustrie verwendet das ätherische Öl in Haar- und Hautpflegepräparaten beispielsweise gegen übermäßige Fettabsonderung. Wohltuend wirkt Zitronenmelissenöl in Körperölen.

Der besondere Tip

Melissentinktur kann man leicht selbst herstellen: 100 g 70prozentigen Alkohol, darin 10 g Blätter ausziehen lassen.

Melissen-Körperöl: Zu einer Grundlage aus Mandelöl, Sonnenblumenöl oder einem anderen fetten Öl träufelt man 2 Prozent Melissenöl. Der milde blumige Duft wirkt wunderbar entspannend. Dazu hat dieses Öl eine angenehme Nebenwirkung: es vertreibt die Schnaken.

Pfefferminze
Mentha × piperita

Die Minze ist eine wuchskräftige, ausläufertreibende Staude, die in allen gemäßigten Zonen der Erde verbreitet ist. Feldmäßig angebaut wird die Massenertragspflanze hauptsächlich in Frankreich, Bulgarien, England und UdSSR. Die Sorten aus Anbaugebieten im Norden haben sich als wertvoller erwiesen, so die begehrte englische Rasse 'Mitcham'.

Das oberirdische Kraut der Minze kann mehrere Male im Jahr jeweils vor der Blüte geschnitten werden. Das ätherische Pfefferminzöl stammt jedoch nicht von unserem bekannten Heilkraut, sondern von einer verwandten Art, von *Mentha arvensis* var. *glabrata*. Es ist als »Japanisches« oder »Chinesisches Heilpflanzenöl« im Handel. Eine andere Varietät der Ackerminze, *M. arvensis* var. *piperascens* dient in China, Taiwan, Japan und Brasilien der Mentholgewinnung. Das verwundert nicht, wenn man weiß, daß sie 80 bis 90 Prozent Menthol enthält. Diese Varietät stellt drei Viertel der Weltproduktion von jährlich 1 000 t Pfefferminzöl. Teilweise wird das Öl dementholisiert und rektifiziert und dient dann zur Streckung der teureren Piperita-Öle.

Ätherische Öle

Das Pfefferminzöl wird durch Wasserdampfdestillation des leicht angewelkten Krautes gewonnen. Die Ausbeute dabei beträgt 0,15 bis 0,4 Prozent. Der typische Pfefferminzgeruch und -geschmack entsteht durch die Inhaltsstoffe Menthol, Estermenthol und Menthon. Die Zusammensetzung des ätherischen Öls schwankt sehr stark, je nach Herkunft und Erntetermin. Gute Qualitäten haben etwa folgende Zusammensetzung:

50–78 % Menthol

5–20 % Estermenthol

10–20 % Menthofuran

0,1 % Jasmon (eine wichtige Komponente des Pfefferminzaromas)

und andere Bestandteile

Menthol kristallisiert bei tiefen Temperaturen aus dem Pfefferminzöl aus. Das macht man sich bei der Gewinnung des natürlichen Menthols zunutze (Abkühlung auf −22 Grad). Allerdings wird Menthol auch synthetisch hergestellt. Es soll von der heilenden und kühlenden Wirkung her gleichwertig sein.

Verwendung und Heilwirkung

Die Pfefferminze wird ausgesprochen vielseitig in der Medizin, der Kosmetik und auch im Haushalt verwendet. Die Blattdroge gehört zum Grundsortiment in unseren Haushalten.

Anwendung in der Medizin. Minzen sind seit Jahrtausenden als Heilpflanzen hochgeschätzt. Im alten Ägypten wurden sie in die Gräber der Pharaonen gelegt. Minztee ist auch heute noch ein alltägliches Getränk in arabischen Ländern. Wegen der antiseptischen Wirkung ist er bei Erkrankungen der Atmungs- und Verdauungsorgane angezeigt, aber er wirkt auch entkrampfend auf Magen und Darm. Schon 1 bis 2 Tropfen in warmem Wasser oder Kräutertee bringen Linderung. Ich habe gute Erfahrungen mit der krampflösenden Eigenschaft bei Kopfschmerzen und Migräne gemacht.

Pfefferminzöl hilft auch gegen Reisekrankheit, indem dreimal täglich ein Tropfen in Wasser verdünnt vor dem Essen eingenommen wird. Wer homöopathische Medikamente nimmt, sollte allerdings auf Pfefferminzzubereitungen verzichten, denn die Minze wirkt der Behandlung entgegen.

Äußerlich angewandt – ein paar Tropfen unverdünntes Öl sanft in die Schläfen einmassiert – hilft es ebenfalls gegen Kopfschmerzen. Dabei ist aber unbedingt darauf zu achten, daß das scharfe Öl nicht in die Augen gelangt.

Menthol hat eine anästhesierende und erfrischende Wirkung, es wird deshalb äußerlich zur Stillung von Juckreiz und

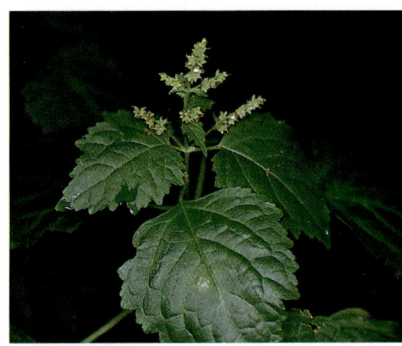

für Einreibungen, beispielsweise in Form von Franzbranntwein, verwendet.

Selbstverständlich kann man auch mit Pfefferminzöl inhalieren – bei Erkältungen bringt das große Erleichterung.

Verwendung in der Kosmetik. Ein Gesichtsdampfbad mit ätherischem Pfefferminzöl regt die Hautdurchblutung an, reinigt die Poren und führt Fettstoffe ab. Parfüms, Zahnpasten, Mundwässern und Deodorants verleiht Pfefferminzöl den charakteristischen frischen Geruch und Geschmack.

Das ätherische Öl aus der Krausen Minze, der Spearmint *(Mentha spicata)*, enthält kein Menthol. Wir kennen es vom Kaugummi, es ist aber auch häufig Bestandteil von Kosmetika, wie Seifen und Zahnpasten.

Patschuli
Pogostemon cablin

Zu den Lippenblütlern gehört auch ein exotischer Vertreter: Patschuli. Der niedrige, immergrüne Halbstrauch stammt aus Indien, Burma, Malaysia, Philippinen und China. Angebaut wird er aber auch auf den Seychellen, auf Madagaskar und in Brasilien.

Ätherische Öle
Das ätherische Öl wird durch Destillation der getrockneten Blätter und Stengel gewonnen, jedoch nicht in den Anbauländern, sondern in Südfrankreich, wo das ätherische Öl in der Kosmetikindustrie und bei der Parfümherstellung begehrt ist. Die Ausbeute beträgt dabei 2,7 Prozent.

Zusammensetzung:
50 % Patschulialkohol
Benzaldehyd, Zimtaldehyd
Eugenol, Azulen
und andere Bestandteile

Das Öl hat eine dickflüssige Konsistenz und muß deshalb zur weiteren Verarbeitung mit Alkohol gemischt werden.

Verwendung und Heilwirkung
Bei Patschuli denkt man eher an indische Schwüle, aber kaum daran, daß es auch in der **Medizin** Nutzen bringen kann. Das ätherische Öl hat eine antibakterielle, wundheilende und antirheumatische Wirkung. In selbst hergestellten Badeölen können wir diese Heilkraft nutzen.

In der **Kosmetik** verleiht der schwere, erdige, holzige, auch etwas muffige Duft Parfüms eine orientalische Note, ebenso allen anderen Kosmetika, die daraus entstehen. Außerdem vertreibt der Geruch

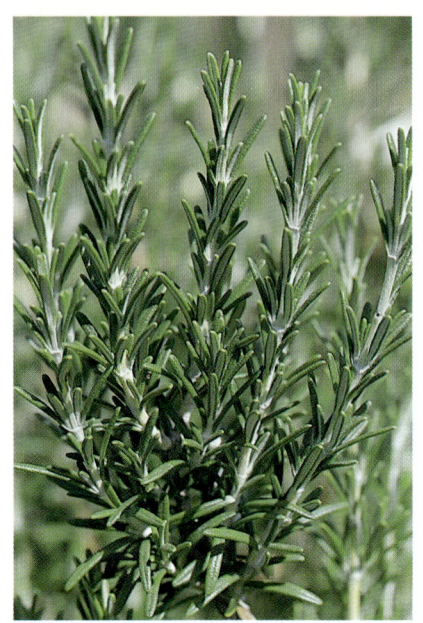

Ätherisches Rosmarinöl bringt Menschen mit niedrigem Blutdruck in Schwung.

Motten. Wie das Öl von Vetiver dient auch Patschuli-Öl bei Parfüms als Fixativ.

Rosmarin
Rosmarinus officinalis

Der Rosmarin präsentiert sich in seiner Heimat rund ums Mittelmeer als zwei Meter hoher, immergrüner Strauch. In unserem Klima ist er allerdings nicht winterhart und muß den Winter in Kübeln im Haus verbringen.

Die traditionellen Anbauländer sind Jugoslawien, Frankreich, Spanien, Portugal und Nordafrika.

Ätherisches Öl
Das ätherische Öl wird aus dem blühenden Kraut durch Wasserdampfdestillation gewonnen. Die Ausbeute beträgt je nach Ausgangsgehalt bis zu 2 Prozent.
Zusammensetzung:
bis 50 % Cineol
10–20 % Borneol
5–10 % Camphen
3–4 % Rosmarinsäure
Pinen
und andere Bestandteile

Verwendung und Heilwirkung
Der Rosmarin ist seit dem Altertum als Heilkraut bekannt, im Mittelalter vertraute man sogar auf seine geisterbannenden Eigenschaften. Die Firma 4711 mischt das ätherische Rosmarinöl seit jeher nach der alten Rezeptur des Mönchs Farina in ihr Kölnisch Wasser, und auch im »Königlich Ungarischen Wasser« des 16. Jahrhunderts wurde aus frischen Rosmarinblüten und Alkohol das erste Parfüm destilliert.

Anwendung in der Medizin. Rosmarin hat durchblutungsfördernde und allgemein stimulierende Eigenschaften. Daher rührt seine Berühmtheit als Kraut für müde Menschen mit niedrigem Blutdruck. Außerdem besitzt der Lippenblütler desinfizierende Eigenschaften und regt die Gallenabsonderung an. Innerlich und äußerlich angewandt kommt er Menschen zugute, die mit derlei Übeln behaftet sind.

Rosmarinessenz eignet sich auch hervorragend als Badezusatz. Allerdings darf die Essenz nicht pur dem Badewasser zugegeben werden, sondern muß mit einem Emulgator vermischt werden (s. Rezepte S. 96 ff.), so daß sie sich gleichmäßig verteilt. Das morgendliche Bad mit Rosmarin macht spürbar munter.

Weniger bekannt ist die lindernde Wirkung bei Muskelschmerzen. Für eine Behandlung nimmt man entweder ein Massageöl aus fettem Öl (Sonnenblumen-, Oliven- oder Mandelöl) mit 2 Prozent Rosmarinessenz oder eine alkoholische Tinktur aus 90prozentigem Alkohol mit 5 Prozent Rosmarinessenz-Anteil.

Rosmarin ist trotz dieser vielen positiven Wirkungen kein ganz harmloses Heilkraut. Schwangere sollten damit vorsichtig sein und es keinesfalls einnehmen, und Menschen mit Neigung zu Epilepsie müssen es ganz meiden.

Verwendung in der Kosmetik. Rosmarin ist ein Kraut für Haut und Haare. Er verstärkt die Durchblutung und damit die Ernährung der Hautzellen und der Haarwurzeln über das Blut, verbessert die Funktion der Hautdrüsen und ihr Zusammenwirken – eine harmonische Belebung ist das Ergebnis. Die Firma Weleda hat für das Haar eine Rosmarin-Pflegeserie entwickelt. Die Präparate eignen sich für dünnes, empfindliches, trockenes, genauso wie für fettes Haar. Rosmarin fördert den Haarwuchs und ist deshalb auch bei bestimmten Formen von Haarausfall angezeigt.

Bei der Gesichtspflege kann man Rosmarin in Form von Gesichts- oder Rasierwasser verwenden. Außerdem verleiht die Essenz Parfüms und Shampoos eine erfrischende Duftnote.

Salbei
Salvia officinalis

Der Gartensalbei wird in unseren Regionen seit dem frühen Mittelalter als Gewürz- und Heilpflanze kultiviert, nachdem Mönche ihn aus südlichen Gefilden mitgebracht hatten. Der Halbstrauch trägt weißfilzige Blätter und hell-violette Blüten, die eine gute Bienen- und Hummelweide sind.

Der Lippenblütler wird feldmäßig in seiner Heimat am Mittelmeer zur Gewinnung der Blattdroge und des ätherischen Öls angebaut. Dabei liefern die Unterarten des Salbeis (S. o. ssp. *minor*, S. o. ssp. *major* und S. o. ssp. *lavandulifolia*) unterschiedliche Qualitäten. Der Dalmatinische Salbei (S. o. ssp. *minor*) hat das beste Aroma, ihm kommt die S. o. ssp. *major* sehr nahe, während der Spanische Salbei (S. o. ssp. *lavandulifolia*) in der Qualität sehr abfällt. Erwäh-

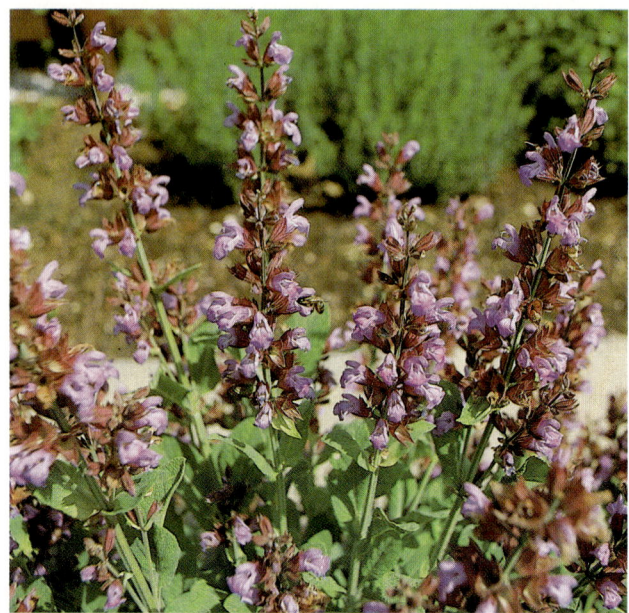

Salbeiöl desinfiziert auf natürliche Weise. In der Naturkosmetik ist es deshalb als Zusatz zu Deodorants willkommen.

nenswert ist noch eine andere Salbei-Art, *Salvia triloba*, aus Griechenland mit einem höheren Gehalt an ätherischen Ölen als unser bekannter Gartensalbei.

Ätherische Öle

Die Blätter werden kurz vor der Blüte geerntet, weil dann der Wirkstoffgehalt und damit auch der Gehalt an ätherischen Ölen (1,5 bis 2,5 Prozent) am höchsten ist. Die Ausbeute mittels Wasserdampfdestillation liegt bei etwa 1,6 Prozent.

Zusammensetzung:
Dalmatinischer Salbei
40–60 % Thujon
12–15 % Cineol
7–8 % Kampfer
5–7 % Borneol
Bitterstoff Carnosol

Spanischer Salbei
kein Thujon
30–35 % Cineol
etwa 30 % Kampfer
etwa 8 % Borneol
kein Bitterstoff

Wie man sieht, sind die Unterschiede beträchtlich. Die Heilwirkung beider Arten ist deshalb auch kaum zu vergleichen.

Verwendung und Heilwirkung

Der Gartensalbei wird oft als »Königin der Heilpflanzen« bezeichnet, entsprechend vielfältig sind die Anwendungsgebiete.

Anwendung in der Medizin. Innerlich eingenommen hemmt Salbei (als Blattdroge oder Essenz) die Speichel- und Schweißsekretion. Besonders Frauen in den Wechseljahren wissen ihn darum zu schätzen. Die Mediziner raten aber, Salbei – gleich in welcher Anwendungsform – nicht über längere Zeit zu nehmen, da der Inhaltsstoff Thujon sonst giftig wirkt. Er zählt zu den abtreibungsfördernden, betäubenden und leberschädigenden Stoffen und sollte deswegen auf keinen Fall von Schwangeren und während der Stillzeit genommen werden. Der Spanische Salbei (s. o.) enthält kein Thujon, ist also nicht giftig, hat aber auch keine desinfizierende Wirkung.

Äußerlich werden die antiseptischen, pilztötenden, entzündungshemmenden Eigenschaften des Salbeiöls in Spül- und Gurgelmitteln ausgenützt.

> **Der besondere Tip**
> Für Mundspülungen macht man einen 2,5prozentigen Aufguß, als Tee genügen 1 bis 1,5 g pro Tasse. Ein Gesichtsdampfbad mit Salbei heilt entzündete Hautstellen aus.

Verwendung in der Kosmetik. Salbeitee eignet sich ähnlich wie Rosmarintee zur Haarspülung. Wegen der schweißhemmenden Wirkung verwendet man Salbei als natürlichen Zusatz in Deodorants. Allerdings ist der herbe Geruch nicht jedermanns Sache. Ferner ist das Öl als Badezusatz zu verwenden.

Thymian
Thymus vulgaris

Der Gartenthymian zeigt sich als niedriges Sträuchlein von sparrigem Wuchs, mit stark aromatischem Duft. Der warme, trockene Standorte liebende Lippenblütler stammt aus dem westlichen Mittelmeergebiet und wird hauptsächlich in Südfrankreich, Spanien, Marokko und Nordamerika angebaut. Geerntet wird während der Blütezeit. Der Gartenthymian sollte wegen seiner segensreichen Heilwirkung in keinem Hausgarten fehlen. Das Kraut, das einst die Benediktiner nach Mitteleuropa brachten, ist hauptsächlich als Würzkraut beliebt.

Ätherisches Öl
Die Destillateure erreichen eine Ausbeute von 0,65 Prozent bei einem Gehalt von 0,7 bis 2,5 Prozent.
Zusammensetzung:
40–50 % Thymol
Carvacrol (isomer mit Thymol)
2–13,5 % Linalool
Geraniol, Borneol
Öle mit überwiegendem Thymol-Gehalt kristallisieren leicht aus. Je nach Herkunft schwankt das Verhältnis von Thymol zu Carvacrol sehr stark, was aber auf die Heilwirkung keinen Einfluß hat.

Verwendung und Heilwirkung
Anwendung in der Medizin. Das Thymianöl wirkt wegen seines Gehalts an Thymol und Carvacrol stark antiseptisch, sogar noch in Konzentrationen von 1:3000. Das wußten bereits die Ägypter, denn sie verwendeten Öl mit Thymian zum Einbalsamieren der Toten. Der Thymian ist aber auch bei uns in der

Volksheilkunde als keimtötendes Hausmittel bekannt. Man ließ während Erkältungs- und Grippezeiten einfach einen Topf mit Wasser und Thymiankraut vor sich hinkochen.

Thymian löst nach meiner Erfahrung wie kein anderes Kraut bei tiefsitzendem Husten den Schleim. Ärzte verordnen Thymianextrakte als auswurfförderndes Mittel bei Bronchitis und Keuchhusten. Angezeigt ist Thymian in seinen verschiedenen Anwendungsformen aber auch bei Darminfektionen, als harntreibendes und -desinfizierendes Mittel und als Mittel gegen Würmer.

Menschen mit Schilddrüsenüberfunktion sollten Thymian meiden.

Verwendung in der Kosmetik. Auch hier können wir uns die desinfizierende Eigenschaft des Thymians zunutze machen, beispielsweise in Seifenlösungen, Mundwässern oder Zahnpasten. Gesichtsdampfbäder reinigen die Haut und helfen auch tiefsitzende Verschleimungen zu lösen.

Außer dem Gartenthymian wachsen bei uns noch eine Reihe anderer Arten. Bei uns heimisch ist beispielsweise der Quendel *(Thymus serpyllum)*, ein wenige Zentimeter hoch wachsendes, am Boden kriechendes Sträuchlein. Es hat einen guten Ruf als »Antibiotikum der armen Leute« und wird bei uns gerne gesammelt. Wegen des niedrigeren Thymol-Carvacrol-Gehaltes wirkt Quendel nicht so stark wie Gartenthymian. Das gilt auch für den Zitronenthymian, der einen hervorragenden Sommertee abgibt, weil er erfrischend nach Zitrone schmeckt und duftet.

Duftende Gräser

Citronelle
Cymbopogon nardus

Das 1,5 m hoch wachsende Gras wird in Sri Lanka, auf Java, auf den Seychellen und in Guatemala angebaut. Es kann mehrere Male im Jahr geschnitten werden.

Ätherische Öle
Das ätherische Öl befindet sich in den Ölzellen der Blätter und Spelzen und kann durch Wasserdampfdestillation gewonnen werden.

Zusammensetzung:
16 % Citronellol
40 % Geraniol

Verwendung und Heilwirkung
Citronelle duftet frisch, zitronenartig. Der Duft ähnelt dem der Zitronenmelisse und ersetzt in Kosmetika häufig deren teure Essenz. In der Medizin hat die Citronelle und deren Öl keine Bedeutung, trotz der antiseptischen Eigenschaften. Bemerkenswert ist, daß der Duft Insekten vertreibt. Als Körperöl oder in Duftlampen leistet es deshalb schnakengeplagten Mitmenschen gute Dienste.

Citronelle und das verwandte Lemongras schenken Wohlbefinden, versetzen in eine gelöste, heitere Stimmung. Die

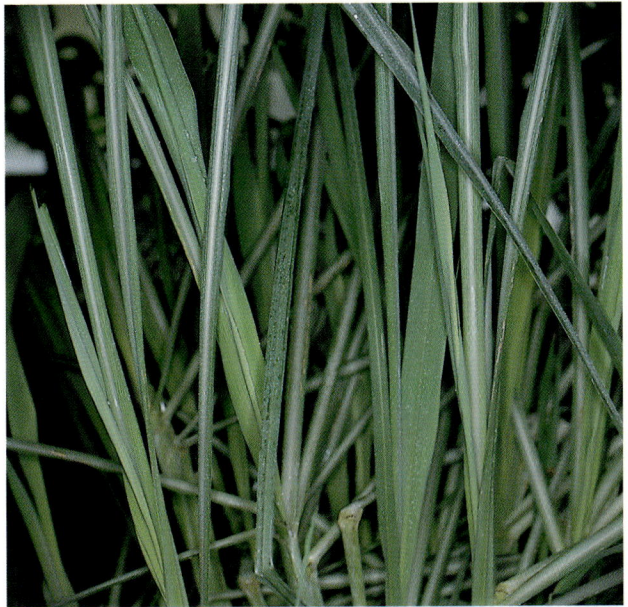

Ätherisches Citronelle-Gras duftet frisch und zitronenartig. In die Duftlampe geträufelt, vertreibt es Schnaken.

Citronelle wird auch als »Indische Melisse« bezeichnet.

Verwendung in der Kosmetik. Selbst hergestellten Parfüms, Deodorants oder Körperölen verleiht das Citronellöl einen abgerundeten, warmen, etwas spritzigen Duft. Es sollte mit zur Grundausstattung unserer Kosmetikküche gehören.

Lemongras
Cymbopogon citratus

Wild kommt dieses Gras nicht vor, angebaut wird es in Indien, Sri Lanka, auf Madagaskar und in Südamerika.

Ätherische Öle

Lemongras liefert Massenerträge. Es besteht zu 80 Prozent aus Citral, das auch im Öl der Citrusfrüchte enthalten ist. Geschäftstüchtige Händler verfälschen deshalb zuweilen das teuere echte Zitronenöl mit dem billigen, nach Zitrone duftenden Lemongrasöl.

Verwendung und Heilwirkung

Die Aromatherapie empfiehlt das ätherische Öl für Inhalationen bei Stirnhöhlenkatarrh und Schnupfen. Aber auch Gesunde sollten sich den frischen, lieblichen Duft des Lemongrases nicht entgehen lassen und ihn mit Hilfe der Duftlampe genießen. Freunde und Freundinnen schöner Düfte schätzen Lemongras in Parfüms, Deodorants und Badeölen.

Vetivergras, Khus-khus
Vetiveria zizanioides

Das Vetivergras wird in Indien, Sri Lanka und Reunion angebaut. Das Öl gewinnt man aus dem Wurzelstock und den Wurzeln.

Seite 65, links:
Angelika stärkt den
Magen und ist
deswegen wichtiger
Bestandteil von
Magenbittern.

Seite 65, rechts:
Das Anisöl verleiht
bekannten Alkoho-
lika den charakte-
ristischen Geruch
und Geschmack.

Ätherische Öle

Vetiveröl unterscheidet sich durch seine dickflüssige Konsistenz von den meist dünnflüssigen ätherischen Ölen. Der Geruch ist eigenartig schwer. Die Parfümeure bezeichnen den Duft als »holzig« und verwenden ihn bevorzugt für »grüne Parfüms«.

Verwendung und Heilwirkung

In der Aromatherapie spricht man dem Vetivergras einen stimmungsaufhellenden Effekt zu. Ich schätze es als nachhaltig duftende Komponente in Parfümölen und Deodorants. Das entspricht auch der Verwendung in der Parfümindustrie, wo man Vetiveröl als »fixierenden« Bestandteil, der den Duft lange hält, in bestimmte Parfüms mischt.

Diese Eigenschaft kann man sich auch im Haushalt zunutze machen, indem man Vetiver Potpourris oder Füllungen von Duftsäckchen beifügt. Der Duft vertreibt auch Motten.

Duftende Doldenblütler

Angelika, Engelwurz
Angelica archangelica

Das auffallende Doldengewächs mit großen Blättern und großen Blütenständen kommt wild an feuchten Stellen in Wiesen, an Bach- und Flußufern vor.

Nennenswerte Anbauflächen finden sich in Holland, Belgien, Frankreich und in der Bundesrepublik.

Ätherische Öle

Das ätherische Öl wird aus den Wurzeln durch Wasserdampfdestillation gewonnen. Sie enthalten neben vielen anderen wertvollen Inhaltsstoffen 0,1 bis 0,5 Prozent ätherisches Öl.
Zusammensetzung:
Pinen
Phellandren

Verwendung und Heilwirkung

Angelika dürfte als Bestandteil von Magenbittern wie Chartreuse oder Benedictine am bekanntesten sein. Sie wirkt magenstärkend, schleimlösend, harntreibend, antiseptisch und blähungswidrig. Einen Magenbitter kann man auch leicht selbst herstellen.

Der besondere Tip
Engelwurzlikör: Ein bis zwei Handvoll frische oder getrocknete Wurzeln eine Woche lang in 1 l Branntwein in die Sonne stellen, abfiltrieren und nach Geschmack mit Honig süßen.

Engelwurzwein: 60 g geschnittene Wurzeln, 8 g Zimtrinde in 2 l Rotwein eine Woche ziehen lassen.

Selbstverständlich kann man auch ohne Alkohol in den Genuß der Wurzeldroge kommen, entweder als Teeaufguß oder als deren Essenz, wenige Tropfen in warmem Wasser eingenommen. Äußerlich angewendet, hilft die Engelwurz bei

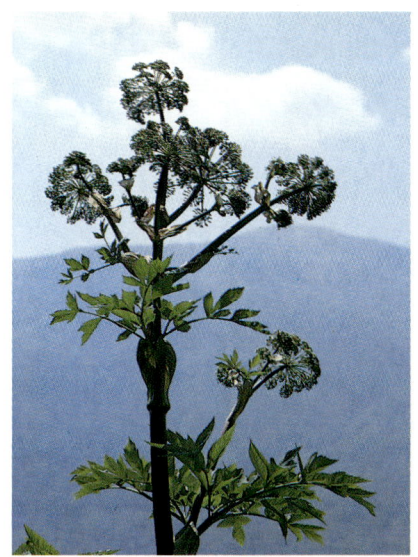

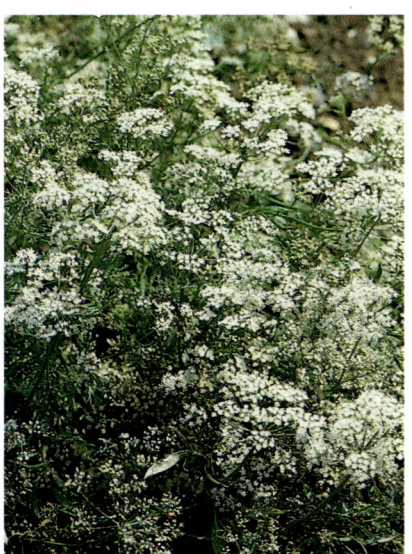

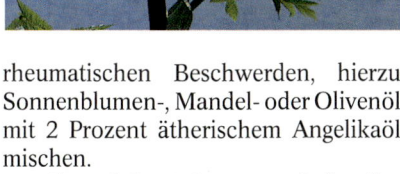

rheumatischen Beschwerden, hierzu Sonnenblumen-, Mandel- oder Olivenöl mit 2 Prozent ätherischem Angelikaöl mischen.

Während der Schwangerschaft sollte man auf Angelika verzichten, weil das ätherische Öl Nebenwirkungen hat. In der Kosmetik paßt das ätherische Öl in Cremes und Körperöle.

Grüner Anis
Pimpinella anisum

Beim Grünen Anis handelt es sich um einen einjährigen Doldenblütler, der im östlichen Mittelmeergebiet zu Hause ist. Angebaut wird er in Osteuropa, Spanien, Frankreich, Italien, Griechenland und UdSSR.

Ätherische Öle
Für die Gewinnung des ätherischen Öls kommt es auf die Samen an, die 2 bis 6 Prozent ätherisches Öl enthalten.

Zusammensetzung:
80 – 90 % Anethol (erstarrt bei 21,1 Grad)
Methylchavicol
und andere Bestandteile
Anethol verleiht dem Anis den typischen Geruch und Geschmack. Methylchavicol riecht zwar nach Anis, schmeckt aber nicht süß. Wenn Anisöl unsachgemäß gelagert wird (an der Luft und unter Lichteinfluß) können Inhaltsstoffe kondensieren und dabei Östrogene entstehen.

Verwendung und Heilwirkung
Das Anisöl wirkt innerlich krampflösend, magenstärkend, blähungswidrig und harntreibend, es ist also bei nervösen Verdauungsbeschwerden angezeigt; wegen der schleimlösenden und auswurffördernden Wirkung aber auch bei Husten. Zahlreiche Liköre und Schnäpse enthalten Anis, beispielsweise Pastis, Pernod, Ricard oder der griechische

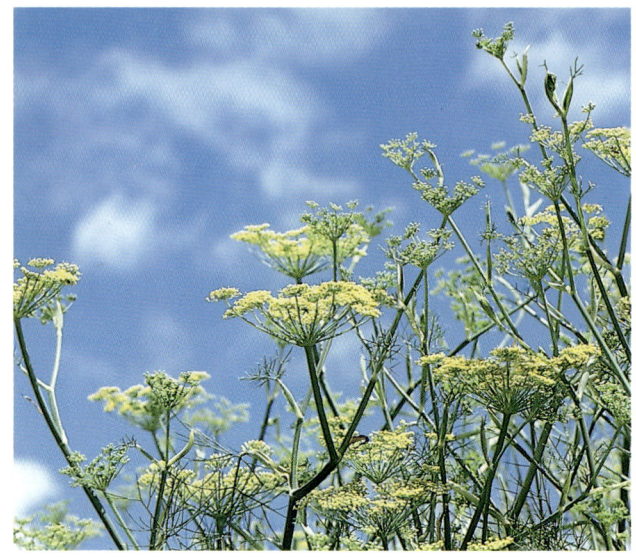

Zubereitungen aus Samen und Wurzeln des Gewürzfenchels sind gut für trockene, empfindliche Haut.

Ouzo. Selbstverständlich läßt sich das in der eigenen Küche nachahmen. Ohne Alkohol kann man das ätherische Öl zusammen mit Honig in warmem Wasser oder Kräutertee einnehmen. In den USA haben Forscher kürzlich herausgefunden, daß mit Anisöl parfümierte Kühe mehr Milch geben und weniger aggressiv sind.

Fenchel
Foeniculum vulgare

Uns interessiert in diesem Zusammenhang von den verschiedenen Fenchelarten der zweijährige Gewürzfenchel, der im Mittelmeergebiet heimisch ist. Angebaut wird er in Mittel- und Osteuropa, zum Beispiel in Rumänien, in Ägypten und in der Volksrepublik China.

Ätherische Öle
Das ätherische Öl ist mit 2 bis 6 Prozent in den Samen enthalten, es wird durch Wasserdampf destilliert.
Zusammensetzung:
    20 % Fenchon
    50–70 % Anethol
    und andere Bestandteile
Charakteristisch für das Öl ist das bitter und kampferartig schmeckende Fenchon, Anethol verleiht dem Anis dagegen den typisch süßen Geschmack und Geruch.

Verwendung und Heilwirkung
Fencheltee ist der Standardtee in den Kinder-, Geburts- und Frauenstationen der Krankenhäuser. Die Gründe sind vielfältig: er soll die Geburt erleichtern und die Milchbildung stillender Mütter fördern. Bei Kindern wie bei Erwachsenen hilft er bei Verdauungsstörungen und wirkt dabei sowohl gegen Blähungen als auch gegen Verstopfungen. Mit der Essenz sollte man etwas vorsichtig umgehen, sie ist wie die anderer Dolden-

66

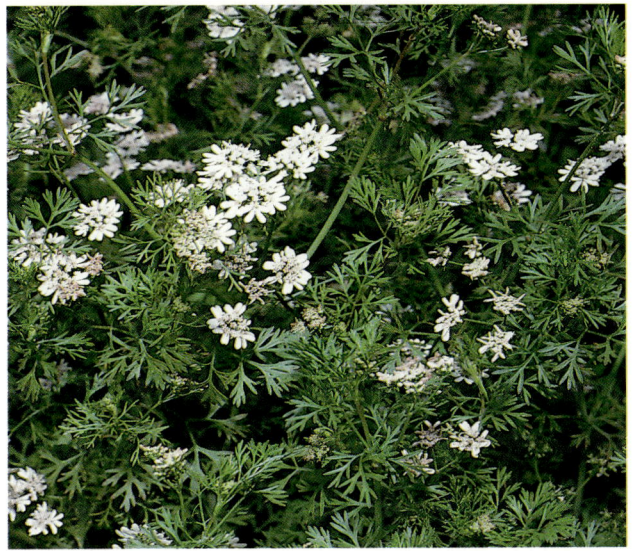

Koriander fällt durch seinen unangenehmen Wanzengeruch etwas aus der Reihe der aromatischen Kräuter.

blütler in hoher Dosierung giftig. Kindern sollte man sie deswegen gar nicht geben, auch nicht Epileptikern. Fenchelwasser wird gelegentlich bei Bindehautentzündungen und bei Halsentzündungen zum Gurgeln verwendet.

In der Kosmetik ist ätherisches Fenchelöl nicht gebräuchlich. Aus Wurzeln und Samen kann man aber Mittel für die Gesichtspflege herstellen.

Koriander
Coriandrum sativum

Das einjährige Doldengewächs ist im östlichen Mittelmeergebiet heimisch. Anbaugebiete finden sich in Holland, Frankreich, in beiden Teilen Deutschlands, Italien, Jugoslawien und UdSSR. Wer das Gewächs im Garten anbaut, wird erstaunt sein über den unangenehmen Geruch nach Wanzen, den das Kraut während des Wachstums ausströmt, das Öl kann ebenfalls noch diesen wanzenartigen Nebengeruch aufweisen.

Ätherische Öle
Die Früchte enthalten etwa 0,5 Prozent ätherisches Öl.
Zusammensetzung:
60–70 % Linalool
Geraniol, Borneol, Citronellol
und andere Bestandteile

Verwendung und Heilwirkung
Medizinisch wirken der Koriander und sein Öl ähnlich wie der Kümmel fördernd auf die Magensaftsekretion, gegen Blähungen und allgemein anregend. Äußerlich angewandt kennt man ihn als Mittel gegen rheumatische Schmerzen.

Kümmel
Carum carvi

Der zweijährige Doldenblütler stammte ursprünglich aus Nordasien, heute

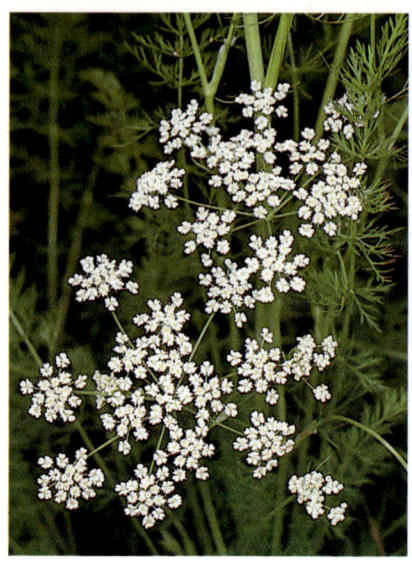

Koriander- und Kümmelsamen soll sich die verdauungsfördernde Wirkung noch verstärken. Die indische Küche weist uns hier ein klein wenig den Weg; dort wird nach dem Essen eine Mischung verschiedener Samen, hauptsächlich Doldenblütern, gereicht, die man dann nach und nach zerkaut.

Der besondere Tip
Anis-, Fenchel-, Koriander- und Kümmelfrüchte mischen und nach dem Essen in einem Schälchen zum Selberbedienen auf den Tisch stellen.

wächst er wild in Nord- und Mitteleuropa, in den Mittelmeerländern und in Asien. Angebaut wird er hauptsächlich in Holland, Skandinavien, Norddeutschland, Dänemark und Ägypten.

Ätherische Öle
Wie bei allen Doldenblütlern werden die ätherischen Öle aus den Früchten (Gehalt 3 bis 7 Prozent) durch Wasserdampfdestillation gewonnen.
Zusammensetzung:
  50–63 % Carvon
  30 % Limonen
  Dihydrocarvon, Carveol, Geraniol
  und andere Bestandteile

Verwendung und Heilwirkung
Wie die zuvor genannten Doldenblütler wirkt Kümmel magenstärkend, appetitanregend, krampflösend, blähungswidrig und gegen Darmparasiten, hinzu kommt eine milchfördernde Wirkung. In einem Gemisch aus Anis-, Fenchel-,

Bei Erkrankungen der Atemwege können Anhänger der Pflanzenheilkunde es einmal mit Kümmeleinreibungen (ätherisches Öl 2prozentig in Olivenöl) probieren.

Kümmelsäckchen können bei rheumatischen Beschwerden und bei Kopf- und Zahnschmerzen aufgelegt werden.

Mit Kümmelöl läßt sich auch recht phantasievoll kochen. Voller Begeisterung habe ich in einem französischen Aromarestaurant einmal Kümmelgelee zu Ziegenkäse gegessen.

Duftende Korbblütler

Kamille
Matricaria chamomilla

Die Kamille ist ein einjähriges Ackerwildkraut. In der konventionellen Land-

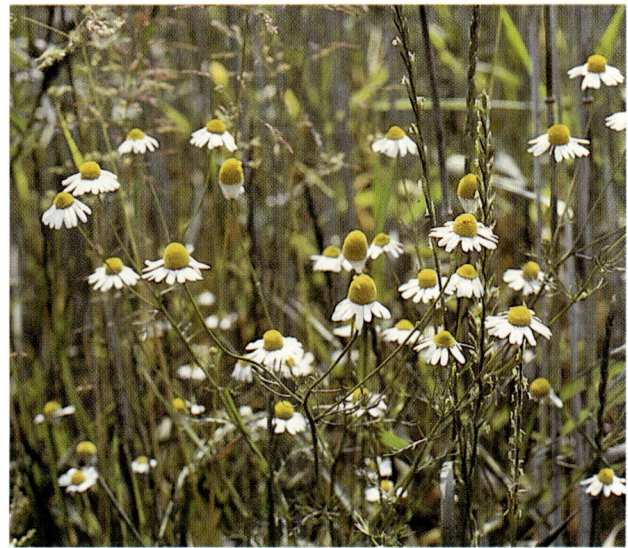

Die Kamille hat wegen ihrer entzündungshemmenden und krampflösenden Eigenschaften einen festen Platz in der Hausapotheke.

wirtschaft ist es durch den Spritzmitteleinsatz weit zurückgedrängt worden. Auf Feldern, auf denen noch ein paar Pflänzchen hochgekommen sind, verbietet es sich, wegen möglicher Pestizidrückstände, das Kraut zu sammeln. Was bleibt, ist der Anbau im Hausgarten oder der Kauf im Laden, wobei man sich allerdings im klaren sein muß, daß Importware aus Südosteuropa spritzmittelbelastet sein kann. Die Alternative sind Kamillenblüten aus biologischem Anbau.

Ätherische Öle

Die Blüten enthalten mindestens 0,4 Prozent ätherisches Öl.
Zusammensetzung:
    1–15 % Chamazulen (entsteht erst bei
    der Destillation)
    10–25 % Bisabolol
    und andere Bestandteile
Das dickflüssige Öl ist blau oder blaugrün gefärbt, wobei die blaue Farbe vom Chamazulengehalt herrührt.

Verwendung und Heilwirkung

Heilpflanzenzubereitungen aus Kamille besitzen entzündungshemmende Eigenschaften, außerdem wirkt die Kamille krampflösend bei Magenkrämpfen und schmerzhafter Periode. Bei Entzündungen in Mund und Rachenhöhle ist Kamille als Tee oder zum Inhalieren angezeigt. Dafür kann sowohl die getrocknete Droge als auch das ätherische Öl genommen werden. Die wohltuende Wirkung der Kamille können wir auch bei einem Bad genießen.

Wichtig zu wissen: Wer homöopathische Medikamente einnimmt, darf Kamille nicht innerlich verwenden, weil das Kraut diesen entgegen wirkt.

In der Kosmetik ist Kamille für trockene, empfindliche Hauttypen angezeigt. Gesichtsdampfbäder beispielsweise reinigen trocken-spröde Haut, Cremes mit Kamille sind gut bei trockener Haut. Eine Spülung mit Kamillenabsud hellt blondes Haar auf.

Der Eukalyptus-
baum enthält in
seinen Blättern
und Zweigen viel
ätherisches Öl.

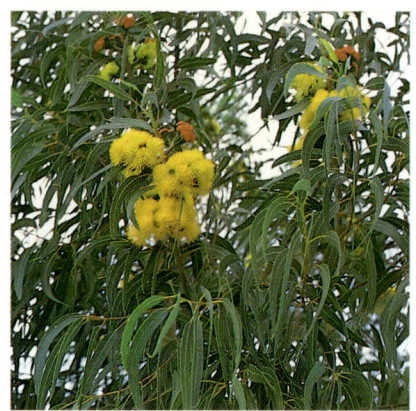

Myrtengewächse

Eukalyptus
*Eucalyptus globulus, E. fruticetorum,
E. smithii*

Die immergrünen Eukalyptusbäume erreichen bis zu 100 m Höhe. Von ihrer australischen und tasmanischen Heimat haben sie sich in tropische Gebirge, subtropische Regionen und mediterrane Zonen verbreitet. Die Bäume werden zur Gewinnung von Blättern und Öl hauptsächlich in Spanien, Südfrankreich, Portugal, Brasilien und in der Republik Kongo angebaut. Eukalyptus liefert nicht nur heilkräftiges Öl, sondern auch wertvolles Nutzholz, das zu den härtesten und dauerhaftesten Hölzern zählt.

Insgesamt sind etwa 400 Eukalyptusarten bekannt, die sich in ihrer Zusammensetzung stark voneinander unterscheiden.

Ätherische Öle
Ätherisches Öl ist zwar in allen Pflanzenteilen enthalten, destilliert wird es aber nur aus Blättern und Zweigen (Gehalt: 1,5 bis 3 Prozent) mit einer Ausbeute von 0,8 Prozent.
Zusammensetzung:
  etwa 70 % Cineol (= Eucalyptol)
  Piperiton
  Phellandren
  Pinen
  und andere Bestandteile
Aldehyd-Verbindungen verleihen dem Öl einen unangenehmen Geruch, des-

halb wird es gereinigt. Phellandren hat eine unerwünschte Wirkung aufs Herz und sollte nur in geringem Maße enthalten sein.

Verwendung und Heilwirkung
Den frischen Eukalyptusgeruch kennt jeder von Hustenbonbons oder Einreibemitteln.

Anwendung in der Medizin. Wegen seiner antiseptischen und auswurffördernden Eigenschaften steht Eukalyptusöl bei Asthma- und Bronchitiskranken hoch im Kurs. Äußerlich wird es in Einreibemitteln bei Erkältungskrankheiten und Rheuma eingesetzt. Die bekannten Olbas-Tropfen bauen beispielsweise auf diesem ätherischen Öl auf. Bei Erkältungen kann Inhalieren helfen oder einige Tropfen Eukalyptusöl mit Honig mischen, und in lauwarmem Wasser oder Kräutertee einnehmen.

Der besondere Tip
10 bis 15 Tropfen Eukalyptusöl in kochendheißes Wasser träufeln und den Dampf inhalieren.

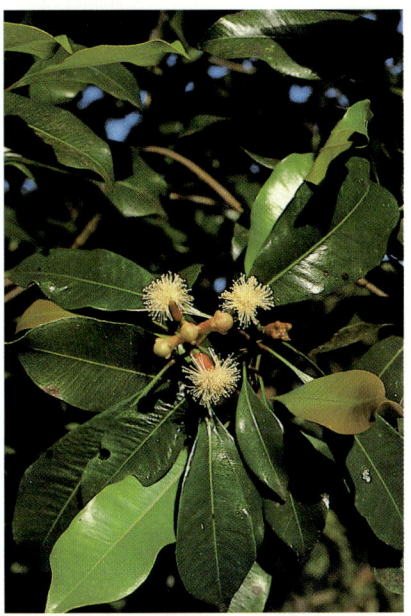

Verwendung in der Kosmetik. Wer mag, kann den frischen Eukalyptusduft für Bäder, Deodorants, Massagecremes und sogar für Parfüms nutzen.

Im Haushalt vertreibt das Öl wie viele andere Essenzen auch die Mücken. Zum Ausprobieren genügen einige Tropfen in der Duftlampe.

Gewürznelkenbaum
Syzygium aromaticum

Daß unsere Gewürznelken für die Weihnachtsbäckerei getrocknete Blütenknospen eines Baumes sind, dürfte manchen Leser überraschen. Wie alle Myrtengewächse trägt der etwa 20 m hohe Gewürznelkenbaum immergrüne, ledrige Blätter. Von seiner Heimat auf den Molukken (Indonesien) hat er sich weit über die umliegenden Inseln hinaus nach Sri Lanka, Madagaskar, auf die zu Tansania gehörenden Inseln Sansibar und Pemba und bis nach Brasilien ausgebreitet. Immerhin 7 bis 10 kg Gewürznelken ernten die Anbauer von einem Baum. Nelken sind heute Massenware, die es für wenig Geld im Supermarkt zu kaufen gibt. Wir können uns kaum noch vorstellen, daß sie zu Seefahrerzeiten einmal höchst bezahltes und in Kriegen umkämpftes Handelsgut waren.

Ätherisches Öl
Das ätherische Nelkenöl wird hauptsächlich aus Abfällen, jungen Sprossen und Blättern destilliert. Bemerkenswert ist dabei, daß der Nelkenbaum mit 15 bis 21 Prozent den höchsten Gehalt an ätherischem Öl aufweist. Das Öl hat auch sonst noch einige Besonderheiten: es ist schwerer als Wasser und hat eine gelbe, sich an der Luft bräunende Farbe.
Zusammensetzung:

80–88 % Eugenol
10–15 % Aceteugenol
5–12 % Caryophyllen
Caryophyllenoxid
und andere Bestandteile

Der erfrischende Geruch des Nelkenöls stammt von der Methylheptylketon genannten Verbindung.

Verwendung und Heilwirkung
Bei der herausragenden Rolle der Nelke als Gewürz dürfen wir ihre medizinische Bedeutung nicht übersehen. Ein altes Hausrezept empfiehlt, bei Zahnschmerzen eine Gewürznelke zu kauen. Wegen seiner lokal betäubenden, desinfizieren-

den und ätzenden Wirkung zählt Nelkenöl zur Grundausstattung jeder Zahnarztpraxis. Neuere Forschungen bestätigen die keimhemmende Wirkung des Nelkenöls, nach Martin Henglein zählt sie zu den am stärksten keimtötenden Pflanzen. Eine ganze Reihe von Zahnpflegepräparaten wie »Zahntropfen«, Mundwässer und Zahnpasten bauen auf den genannten Wirkungen des Nelkenöls auf.

Das ist aber noch nicht alles, was über die Nelke an Positivem zu berichten ist: innerlich hilft sie bei Magen-Darmbeschwerden und beugt Infektionskrankheiten vor. Wir können für diese Zwecke die Essenz mit Honig vermischt, in lauwarmem Wasser oder Kräutertee zu uns nehmen.

In der Kosmetik verbreiten Seifen, Toilettenwässer und Parfüms Nelkenduft.

Im Haushalt müssen wir sie ebenfalls nicht missen, ob Orangen mit Nelken gespickt als Nelkenpomander, sie verleiht den Wohnräumen den gewissen unnachahmlichen Duft. Der ätherische Nebel desinfiziert auch die Raumluft. Und noch etwas Bemerkenswertes: Stechmücken mögen den Nelkengout gar nicht.

Cajeput
Melaleuca leucadendron

Dieser etwa 15 m hohe Baum gehört neben Eukalyptus und Gewürznelkenbaum zu den weltwirtschaftlich wichtigen Myrtengewächsen. Seine Heimat liegt in Australien und auf den malaysischen Inseln.

Ätherische Öle
Mittels Dampfdestillation wird aus Blättern und Knospen etwa 1,5 Prozent ätherisches Öl gewonnen.
Zusammensetzung:
    50–70 % Cineol
    Pinen
    Limonen
    und andere Bestandteile

Verwendung und Heilwirkung
Das frisch riechende Öl mit dem fremdländisch klingenden Namen ist aus der heutigen Aromatherapie nicht wegzudenken. Es wirkt antiseptisch und wird bei Infektionen der Atemwege, des Verdauungssystems und der ableitenden Harnwege eingesetzt. Die innerliche Anwendung kann man bei Schnupfen und Bronchitis gut durch Inhalationen ergänzen (10 bis 15 Tropfen auf eine Schüssel mit kochendheißem Wasser geben). Ebenfalls wegen der antiseptischen Wirkung ist das ätherische Öl als Komponente von Hautölen geeignet, die bei Hautkrankheiten und Wunden aufgetragen werden.

Hinzu kommt eine schmerzstillende Wirkung, die bei Neuralgien der Zähne und der Ohren Linderung bringen kann. Dazu gibt man bei Zahnschmerzen einen Tropfen ätherischen Öls auf den schmerzenden Zahn, bei Ohrenschmerzen nimmt man am besten ein Kosmetikstäbchen zuhilfe, mit dem das Öl in den Gehörgang geführt wird.

Eng verwandt mit dem Cajeput-Baum ist der Niauli-Baum (*Melaleuca viridiflora* Gaertner), der ebenfalls in Australien seine Heimat hat. Sein ätherisches Öl hat dasselbe Wirkungsspektrum wie das des Cajeput-Baumes. Läßt man den balsamischen Duft während Grippe- und Erkältungszeiten durch die Duftlampe im Raum verbreiten, beugt das einer Erkältung vor oder bringt, wenn es einen schon erwischt hat, zumindest Linderung.

Nadelbäume

Latschenkiefer und Waldkiefer
Pinus mugo, Pinus sylvestris

Die Kiefer ist bei uns in Mitteleuropa heimisch, allerdings nicht alle Arten überall, so findet sich die Latschenkiefer, außer in Gärten, eher in Bergregionen (Kalkalpen, Karpaten, deutsche Mittelgebirge, Pyrenäen, Abruzzen, Balkan), die Waldkiefer oder Föhre dagegen auch im Flachland, wo sie eher trockene, sandige Standorte besiedelt.

Ätherische Öle
Das ätherische Öl beider Arten gewinnt man durch Wasserdampfdestillation, bei der Waldkiefer aus den jungen Triebspitzen, bei der Latschenkiefer aus frischen Nadeln, Zweigspitzen und Ästen. Der Geruch beider Öle erinnert an Fichtennadeln.

Zusammensetzung von Latschenkiefernöl
etwa 60 % Phellandren
etwa 10 % Bornylacetat
etwa 10–20 % Pinen

Verwendung und Heilwirkung
Bei Spaziergängen an warmen Sommertagen spürt man die wohltuenden Ausdünstungen der Kiefer fast unmittelbar. Die ätherischen Öle lassen uns durch ihre antiseptische Wirkung auf die Atemwege leichter durchatmen. Nicht von ungefähr baut man deshalb Lungensanatorien in Regionen mit viel Kiefern- oder anderem Nadelwald.

Anwendung in der Medizin. Die Medizin nutzt die antiseptische Wirkung auf die Atmungsorgane hauptsächlich in Form von alkoholischen Lösungen und Salben als Einreibemittel, sowie als Badezusatz. Große Erleichterung können auch Inhalationen vorzugsweise mit dem ätherischen Öl der Latschenkiefer (5 bis 10 Tropfen auf 1 Liter Wasser) bringen, da deren Essenz im Gegensatz zu der der Waldkiefer für die Nieren unschädlich ist.

Der besondere Tip
Ein sehr schönes Hautöl zum Einreiben bei Bronchitis kann man leicht selbst herstellen: Jojoba- oder Mandelöl mit 5 bis 10 Prozent ätherischem Kiefernöl mischen und damit einreiben.

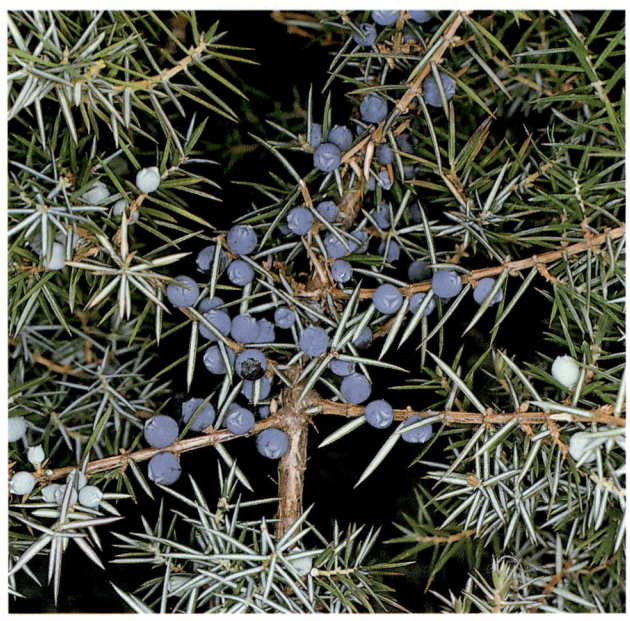

Wacholderbeeröl sollte wegen möglicher Nebenwirkungen nur äußerlich angewandt werden.

Im Haushalt darf Kiefernöl für die Duftlampe nicht fehlen, so können wir die Atmosphäre eines Waldspaziergangs in die Wohnräume zaubern und außerdem schlechte Gerüche überdecken.

Eng mit der Kiefer ist die Fichte verwandt. Ihr ätherisches Öl ist preisgünstiger. Es stammt von Fichten im Schwarzwald, Tirol, Schweden und Rußland. Es wird für die gleichen Zwecke wie Kiefernöl genommen und darüber hinaus für Parfüms und Deodorants verwendet.

Zypressengewächse

Wacholder
Juniperus communis

Der immergrüne, etwa 2 m hoch und säulenförmig wachsende Strauch ist in Mitteleuropa heimisch. Sein Verbreitungsgebiet reicht bis Nordasien, Nord-

afrika und Nordamerika. Handelsware an Beeren und ätherischem Öl stammt hauptsächlich aus Norditalien, den Balkanländern und Schweden.

Ätherische Öle
Besonders hohe Ölausbeuten (bis 2,5 Prozent) bieten Wacholderbeeren aus Frankreich und Bosnien. Die Angaben über den Gehalt und die Ölausbeute sind recht unterschiedlich.
Zusammensetzung:
40–70 % Terpene, hauptsächlich
Pinen
Terpinen-4-ol
Caryophyllen
Campher

Verwendung und Heilwirkung
In der Medizin gelten Wacholderbeeren und das daraus gewonnene ätherische Öl als hervorragende Diuretika. Sie begün-

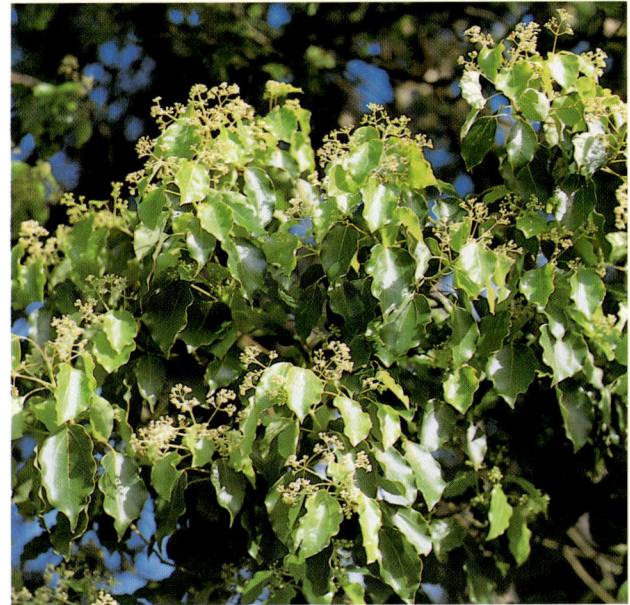

Das ätherische Öl des Kampferbaumes wird heute vielseitig in Medizin und Kosmetik verwendet.

stigen die Nierenfunktionen. Die Aromatherapie schreibt dem Wacholderöl bei innerlicher Einnahme außerdem blutreinigende, antidiabetische und allgemein stärkende Wirkung zu. Doch, wie mehrfach schon erwähnt, sollten medizinische Laien ätherische Öle nur sehr vorsichtig und nicht über ein Maß von 1 bis 2 Tropfen 3mal am Tag zu sich nehmen.

Gegen die äußerliche Anwendung als Badezusatz bei Rheuma, Gicht, Hautkrankheiten und allgemein zur Stoffwechselanregung ist allerdings nichts einzuwenden.

Lorbeergewächse

Kampfer
Cinnamomum camphora

Der immergrüne Baum mit den ledrigen, aromatisch duftenden Blättern ist mit dem Lorbeer verwandt. Er stammt von den Küstengebieten Ostasiens und wird heute auch in Ostasien und Florida angebaut.

Ätherische Öle
Das ätherische Öl wird durch Wasserdampfdestillation aus dem zerkleinerten Holz 50 bis 60 Jahre alter Bäume gewonnen. Nach dem Erkalten scheidet sich kristalliner Kampfer aus dem Öl ab. Die ölige Restsubstanz bezeichnet man als Kampferöl.
Zusammensetzung:
  Safrol
  Kampfer
  Pinen
  und andere Bestandteile

Verwendung und Heilwirkung
Kampfer ist in vielen Mischpräparaten enthalten. In der Medizin schätzt man

ihn wegen seiner hautreizenden, durchblutungsfördernden, desinfizierenden, atmungs- und kreislaufanregenden Wirkung. Doch auch in der Kosmetik gibt es reichlich Verwendungsmöglichkeiten. Die Industrie verwendet ihn für Gesichts- und Rasierwässer, für Parfüms und Massagecremes. In der gleichen Weise können wir ihn auch in der eigenen Kosmetikküche verwenden. Aber Vorsicht ist geboten: wegen des typischen, leicht dominierenden Geruchs darf man ihn nur sparsam verwenden.

Der Kampfergeruch vertreibt sogar die Motten, deshalb bietet es sich an, ihn für Haushaltszwecke in Duftsäckchen für den Kleiderschrank zu mischen.

Zimt, Kaneel
Cinnamomum verum

Der immergrüne, 10 bis 12 m hohe Baum ist auf Ceylon (Sri Lanka) heimisch. Er wird heute nicht nur dort, sondern in vielen Tropenländern wie Südindien, auf Sumatra und Java, auf Madagaskar und in Südamerika angebaut und dort auch strauchförmig gezogen.

Der Zimtbaum wird recht vielfältig weiterverarbeitet. Für den bei uns bekannten Stangenzimt werden die zweijährigen Schößlinge abgeschlagen und deren weiß-graue Rinde abgeschält. Stücke der inneren Rinde werden ineinandergeschoben und getrocknet; dabei rollen sie sich zu »Zimtstangen« zusammen. Das ätherische Öl gewinnt man sowohl aus der Zimt-Rinde als auch aus den Blättern.

Ätherische Öle
Zusammensetzung:
Zimtrindenöl:
65–75 % Zimtaldehyd
6–10 % Eugenol und
trans-Zimtsäure
Zimtblätteröl:
4 % Zimtaldehyd
65–90 % Eugenol

Verwendung und Heilwirkung
Die medizinische Bedeutung tritt beim Zimt in den Hintergrund. Er wirkt leicht desinfizierend und desodorierend. Dafür ist die Bedeutung als Geschmacks- und Geruchsstoff um so größer; Likören und Cola-Getränken ist beispielsweise Zimtöl beigemischt. Im Altertum war es ein kostbarer Duftstoff, den man zur Salbung des Heiligen Zeltes und als Bestandteil des Weihrauchs, der im Tempel verbrannt wurde, verwendete. Ich nehme Zimtöl gerne für Parfüms.

In der Aromatherapie bekommt das Zimtöl viel von seiner einstigen Bedeutung zurück. Der warme, würzige, süße Duft spricht die Gefühle an. Er öffnet – so weiß die Heilpraktikerin Susanne Fischer-Rizzi – die Sinne und fördert die Kreativität. Außerdem zählt man das Zimtöl zu den erotisierenden Essenzen. Insgesamt gibt es dem Körper fehlende Wärme zurück, beispielsweise bei Begleiterscheinungen der Grippe wie Frösteln und Schmerzen in den Gliedern.

Ein Duftgemisch der verschiedensten Kräuter und Gewürze strömt dem Besucher der orientalischen Märkte entgegen. Manche dieser duftenden Kostbarkeiten finden auch in der Naturkosmetik Verwendung.

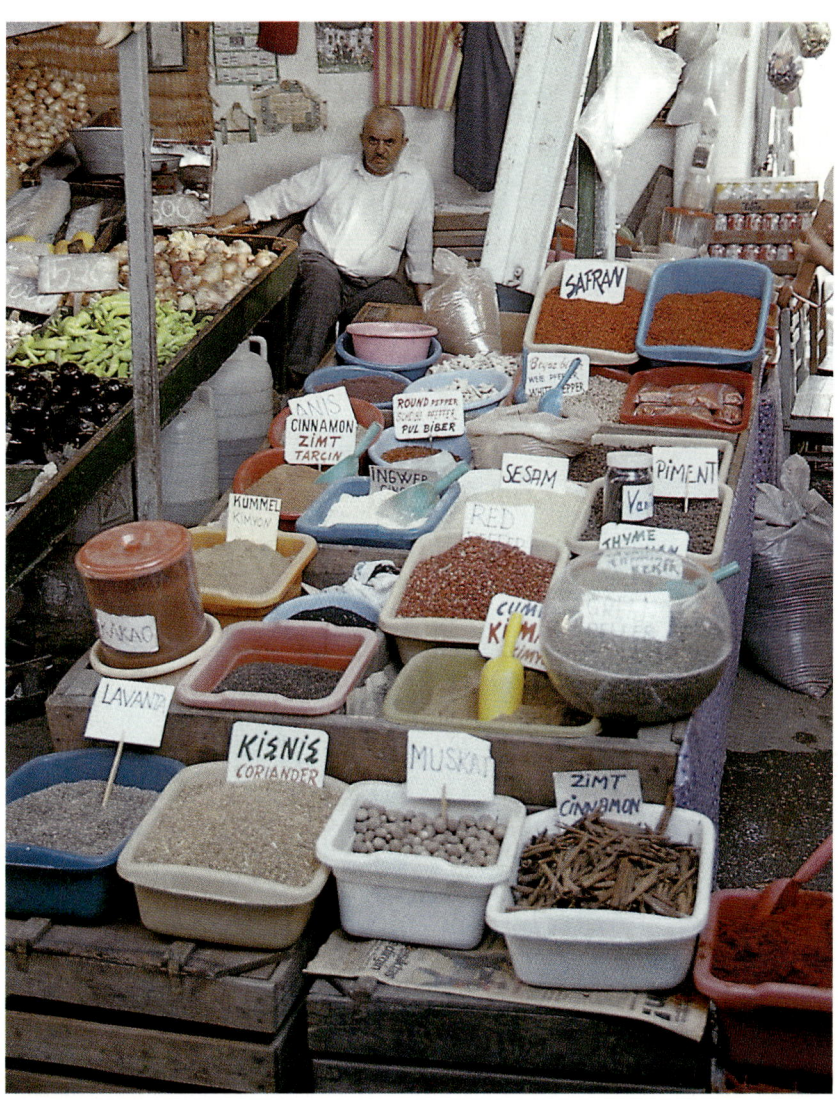

Die Volksmedizin kennt Zimtöl schon lange als Mittel bei schwacher und schmerzhafter Periode in Form von Zimttropfen. Entsprechend dieser vielseitigen Wirkungen ist das Zimtöl auf ganz verschiedene Weise einzusetzen. Es kommt darauf an, aus welchen Teilen der Zimtpflanze das Öl gewonnen wurde: das Zimtrindenöl reizt die Haut und soll deswegen nicht äußerlich angewendet werden. Für Massageöle, als Badezusatz (etwa bei zu schwacher Periode), sowie für Einreibungen und Kompressen verwendet man das Zimtblätteröl. Sogar Mundspülungen bei Zahnfleischbluten bieten sich wegen der leicht adstringierenden Wirkung an. Das Zimtrindenöl eignet sich dagegen für die innerliche Anwendung und für die Duftlampe, aus der sein warmer Duft in der Wohnung verströmt.

Der echte, von Ceylon-Kulturen stammende Zimt kann durch den Chinesischen Zimt *(Cinnamomum aromaticum)*, auch Cassiazimt genannt, verfälscht sein. Der ist minderwertig und schmeckt schwächer.

Sandelholzgewächse

Sandelholz
Santalum album

Der Sandelholzbaum ist ein Halbschmarotzer, der mit seinen Wurzeln von Palmen und Bambusgewächsen Wasser und Nährstoffe abzapft. Der 12 m hohe Baum wächst in Indien, Sri Lanka und auf Java. Auch im kleinasiatischen Hochland wird er angebaut. Der Sandelholzbaum wird, wie viele tropische Gehölze, in vielfältiger Form weiterverarbeitet:

- das Holz zu Räuchermitteln für religiöse Zwecke und Parfümierung
- das Harz zum Fixator in der Parfümerie
- zu Sandelholzöl, das mittels Wasserdampfdestillation aus dem zerkleinerten Holz gewonnen wird und in indischen Parfüms nicht fehlen darf. Sandelholz gilt in den östlichen Kulturen als heiliger Duft. Auch in westlichen Kulturen ist es beliebt zur Parfümierung von Kosmetika, Seifen und Badezusätzen.

Ätherische Öle
Zusammensetzung:
    bis 98 % Santalol

Verwendung und Heilwirkung
Sandelholzöl wirkt stark desinfizierend. Es wird deswegen bei bakteriellen Infektionen der Harnwege, aber auch bei Halsentzündungen verordnet. Die schleimlösende Wirkung hilft auch bei Bronchitis. Der balsamisch-süße, holzigsamtige Duft lindert die Beschwerden sowohl bei äußerlicher Anwendung etwa als Badezusatz, als auch bei Einnahme von Tropfen (dreimal täglich 2 bis 3 Tropfen). Allerdings müssen Nierenkranke das Sandelholzöl meiden.

Sandelholz zählt zu meinen Lieblings-

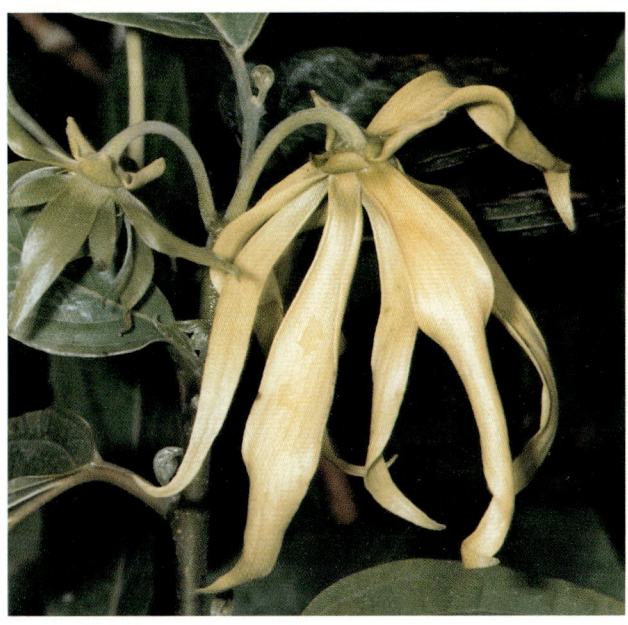

Die Ylang-Ylang-Blüte duftet süß und betörend. Der Parfümeur schätzt diesen ungewöhnlich reichen Duft in Blütenparfüms und zur Untermalung orientalischer Noten.

düften. Ich verwende es in Haut- und Badeölen, für Deodorants und besonders in der Duftlampe. Der warme, samtige Duft entführt aus der Hektik des Alltags, entspannt und gleicht aus. Das Sandelholzöl gilt wie das Zimtöl als aphrodisierendes Mittel. Die Wissenschaft ist mittlerweile auf die Spur gekommen, weshalb das so ist: im Achselschweiß des Mannes wird eine Substanz ausgeschieden, die in ganz geringer Konzentration ähnlich riecht wie Sandelholzöl. Da wir ja ganz fein und im Unterbewußten auf Gerüche in unserer Umgebung reagieren, erscheint diese Erklärung plausibel.

Willkommen ist Sandelholzöl auch im Haushalt: es vertreibt nämlich die Motten und kann anstelle oder zusammen mit Lavendel und Lavendelöl die Duftsäckchen im Kleiderschrank parfümieren.

Ylang-Ylang
Cananga odorata

Der immergrüne, bis zu 20 m hohe Baum aus der Familie der Annonengewächse wird auf Reunion, Java, den Philippinen und auf Haiti angebaut. Das ätherische Öl sitzt in den großen, gelblich-weißen Blüten, die einen intensiven, süßen Duft verströmen. Allerdings tun sie das nur, wenn die Bäume intensiv gepflegt und alle zwei Monate beschnitten werden.

Ätherische Öle
Das ätherische Öl wird mittels Wasserdampfdestillation aus den Blüten gewonnen. Zuweilen wird auch das Lösungsmittelverfahren für die Parfümgrundstoffe angewandt. Die Ausbeute beträgt 1,5 bis 2,5 Prozent.

Das ätherische Öl hat dickflüssige Konsistenz. Es empfiehlt sich deshalb, es zur besseren Weiterverarbeitung mit Alkohol zu mischen.

Zusammensetzung:
bis 32 % Linalool
Linalylbenzoat
Linalylacetat
und andere Bestandteile

Verwendung und Heilwirkung

Ylang-Ylang-Öl zählt zu meinen Lieblingsdüften. Der blumige, weiche, weibliche Duft spricht sensible Menschen stark an. Er stimmt heiter und macht gelöst. In seiner Heimat heißt der Ylang-Ylang-Baum »Blume der Blumen« und wird bei fast allen Gemütsleiden angewandt. Diese unmittelbare Empfindung beim Einatmen des Ylang-Ylang-Duftes läßt sich sogar physiologisch begründen: der Duft stimuliert im Gehirn die Hirnanhangdrüse, die wiederum Stoffe (Endorphine) ausschüttet, die schmerzhemmend, euphorisierend und erotisierend wirken. Die Heilpraktikerin Susanne Fischer-Rizzi berichtet, daß Ylang-Ylang-Duft gegen Depressionen wirkt, besonders dann, wenn es sich um solche nervöser Art mit starker Anspannung handelt. Außerdem wirke es ausgleichend bei Ärger, Zorn oder Frustration und setze Freude, Sinnlichkeit, Euphorie, innere Sicherheit und Ruhe dagegen. Frau Fischer-Rizzi empfiehlt Ylang-Ylang auch bei schwankenden und unangenehmen Stimmungslagen bei Frauen einige Tage vor der Menstruation (Prämenstruelles Syndrom).

Der besondere Tip
Duftmischung bei prämenstruellem Syndrom: 15 Tropfen Ylang-Ylang-Öl, 7 Tropfen Muskatellersalbeiöl, 6 Tropfen Neroliöl in die Duftlampe geben oder in Bädern und Körperölen verarbeiten.

Meine erste Bekanntschaft mit Ylang-Ylang habe ich bei einem Pflege- und Schönheitsöl aus Tahiti gemacht. Es besteht aus Kokosöl, Tiara-Blüten und Ylang-Ylang-Öl. Bei Temperaturen unter 20 Grad ist dieses Öl fest; im Warmwasserbad oder an der Sonne wird es jedoch gleich flüssig. In der Heimat des Ylang-Ylang-Baumes hat es sich zur Pflege von Haaren und Nägeln bewährt. Die Tahitianerinnen reiben das Öl vor dem Waschen ins Haar ein. Dadurch wird es geschmeidig und leicht frisierbar. Ebenfalls schützt es, in die Fingernägel einmassiert, vor dem Brüchigwerden der Nägel. Ein Pflegeöl für Haut und Haar läßt sich leicht selbst aus Jojobaöl, vermischt mit 1 Prozent Ylang-Ylang-Öl herstellen. Es wird in das Haar einmassiert oder auf die feuchte Haut nach dem Bad oder der Dusche aufgetragen. Es macht die Haut glatt und weich und harmonisiert fetten Teint. Der selbst hergestellten Kosmetik verleiht das ätherische Öl eine blumige, exotische, warme Duftnote, die in Parfüms, Badezusätzen, Cremes oder Deodorants besonders gut zum Ausdruck kommt und lange haften bleibt.

Die Rose macht   **Rosenöl wird aus**
Duft nahezu   **speziellen Ölrosen-**
greifbar.   **sorten und -arten**
Das kostbare   **gewonnen.**

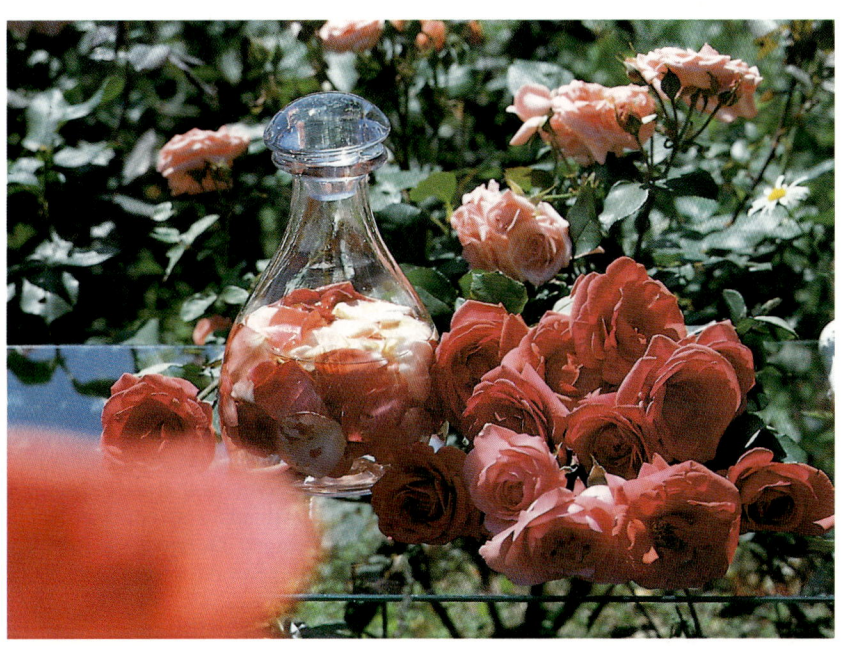

Rosendüfte

Rose

Rosa × damascena, Rosa centifolia,
Rosa gallica

Die Rose, als Königin der Blumen seit
dem Altertum verehrt, ist ohne Blüten-
schmuck ein recht unscheinbarer, niedriger Strauch. Zur Gewinnung des kostbaren Rosenöls werden keine modernen
Gartenrosen herangezogen, sondern
Wildarten beziehungsweise Naturhybri-
den wie die Gallische Rose oder Essig-
rose *(Rosa gallica)*, die Damaszener
Rose *(Rosa × damascena)*, die Bulgari-

sche Ölrose *(Rosa × damascena* 'Trigintipetala') und die Kohlrose *(Rosa
centifolia)*. Die Gallische Rose ist eine in
Westasien beheimatete Wildrose, die
aber auch in Süd- und Mitteleuropa ge-
deiht und heute für die Ölgewinnung
in Frankreich, Bulgarien, Griechenland,
der Türkei, Marokko und der UdSSR
kultiviert wird. Im 18. Jahrhundert wurde in Frankreich eine Züchtung in großem Maßstab angebaut: die dunkel-
rote Rosa gallica 'Officinalis', auch als
»Apothekerrose« oder »Provinsrose«
bekannt. Heute ist man in Frankreich
auf die *Rosa centifolia* umgestiegen. Die

am häufigsten angebaute Ölrose ist aber die Bulgarische Ölrose, von der es Kulturen in Bulgarien, der Türkei, Griechenland, Tunesien, Marokko und Südfrankreich gibt. Bulgarien hat seinen Ruf als größtes Rosenanbaugebiet der Welt übrigens den Türken zu verdanken, die vor 300 Jahren den Ölrosenanbau dorthin verlegten. Das bulgarische Rosenöl hat ein volleres Aroma als die Öle aus anderen Herkunftsländern und ist deswegen auch teurer. Bei dem fast unerschwinglichen Preis des Rosenöls spielt das aber fast keine Rolle mehr – 1 ml bulgarisches Rosenöl kostet etwa 63 DM. Doch wenn man weiß, wie aufwendig die Herstellung des Rosenöls ist, erscheint es kaum zu teuer.

Ätherische Öle

Die ätherischen Öle sitzen in den Blütenblättern. Die werden in den frühen Morgenstunden, wenn die Konzentration der Duftsubstanzen am höchsten ist, geerntet. 3 000 bis 5 000 kg Blüten benötigt man für die Gewinnung von 1 kg Rosenöl.

Als Nebenprodukt der Destillation fällt übrigens das Rosenwasser an – ätherisches Öl in Wasser –, das vielen von der Weihnachtsbäckerei bekannt sein dürfte.

Zusammensetzung:
40–70 % Geraniol
15–50 % Citronellal u. a.

Verwendung und Heilwirkung

Die kostbare Essenz der Rose ist ein altes Heilmittel, dessen entzündungshemmende, tonisierende und krampflösende Wirkung indes weitgehend in Vergessenheit geraten war. Nur in Persien gilt das Rosenöl auch heute noch als Allheilmittel. Die Aromatherapie empfiehlt es heute wieder als entkrampfendes Mittel bei Kopfschmerzen (Rosen- und Melissenöl in Jojobaöl gemischt in Nacken oder Schläfen sanft einmassieren) oder bei nervösen Herzbeschwerden (einen Tropfen unverdünntes Öl über der Herzgegend einmal täglich einreiben). Als spezielles Heilmittel für Frauen reguliert es nach Angaben von Susanne Fischer-Rizzi den Hormonhaushalt, reinigt und stärkt den Uterus, gleicht unregelmäßige Menstruation aus und entkrampft bei Regelschmerzen. Dazu zwei weitere Rezepte aus der Sammlung der Heilpraktikerin:

Der besondere Tip
Kinder bei Zahnungsbeschwerden und Zahnfleischentzündung mit Rosenhonig (2 Teelöffel flüssiger Honig mit einem Tropfen Rosenöl vermischt) einreiben.

Schwangere können ihren Körper mit einer Komposition aus Haselnußöl, Rosenessenz und Rosenholzöl pflegen.

Selbst das Rosenwasser entfaltet heilende Wirkung, beispielsweise in Kompressen, die man als kühlendes und ent-

Das teure Rosenöl wird häufig durch das billigere Öl der Rosen-Pelargonie ersetzt. Mehrere Pelargonien-Arten duften rosenähnlich, zum Beispiel Pelargonium radula.

zündungshemmendes Mittel bei Bindehautentzündungen auflegt.

Wesentlich bekannter als in der Medizin dürfte Rosenöl als Schönheitsmittel sein. Es tonisiert, reinigt, klärt, heilt und eignet sich für alle Hauttypen, ganz besonders gut für entzündete, trockene und empfindliche Haut. Rosenwasser ist ohne weitere Zusätze ein sehr feines Gesichtswasser.

Wegen des hohen Preises werden wir die blumig duftende Rosenessenz nur bei besonderen Anlässen genießen – keineswegs nur bei körperlichen Beschwerden oder in kostbaren Parfüms, Massageölen und Cremes, sondern auch als Hilfe für die Seele. Denn nach den Erfahrungen der Aromatherapie spendet die Rose Trost und öffnet für Liebe, Freundlichkeit und Mitgefühl. So gibt man 1 bis 2 Tropfen Rosenessenz in die Duftlampe und läßt sich von der besonderen Atmosphäre einhüllen.

Rosenöl wird häufig mit dem wesentlich billigeren Öl der Rosen-Pelargonie *(Pelargonium graveolens, P. odoratissimum, P. capitatum, P. radula)* vermischt, verfälscht oder ganz ersetzt. Der Duft der aus Südafrika stammenden Storchschnabelgewächse ähnelt entfernt dem der Rose und auch die Zusammensetzung ist mit 77 Prozent Geraniol und Citronellal ähnlich, aber ihm fehlt die heilende und ausgleichende Wirkung auf Körper und Seele. Deshalb verdient das echte Rosenöl auf jeden Fall den Vorzug. Selbstverständlich ist nichts gegen die Verwendung von Pelargonien-Öl in der Duftlampe, in Deodorants, Parfüms und Cremes einzuwenden.

Balsame und Harze

Pflanzen geben ätherische Öle nicht nur in flüchtiger Form ab, sondern auch als klebrige, zähflüssige Masse aus Fraßwunden oder künstlichen Wunden. Diese zähfließende Masse wird Balsam genannt. Die ätherischen Öle verflüchtigen sich mit der Zeit, die Masse wird zähflüssiger und schließlich glasartig – entstanden ist ein Harz. Botanisch betrachtet ist das Harz dazu da, die Wunde zu verschließen. Es wird jedoch auch für die verschiedensten Verwendungszwecke gewonnen. Bekannte Harze sind Myrrhe, Weihrauch, Bernstein und Benzoe. Vor der Erfindung der Destillation wurde mit diesen duftenden Substanzen geräuchert. Myrrhe und Weihrauch hatten kultische Bedeutung. Ihr Duft sollte die Seele dem Körper entrücken und eine Verbindung zum Göttlichen herstellen. Reste dieses alten Brauchtums finden sich in den Riten der katholischen Kirche.

Der Weihrauchduft gewinnt heute in der Aromatherapie seine alten Qualitäten zurück und neue hinzu. Er fördert die Begegnung mit dem Geistigen und reinigt die Atmosphäre von negativen Gedanken. Wer auf Spirituelles Wert legt, kann das Weihrauchöl in die Duftlampe geben oder das Harz, das in weißlichen bis rötlichgelben Körnern oder Stücken im Handel ist, in speziellen Räuchergefäßen verbrennen. Dem Weihrauch spricht man antiseptische und adstringierende Kräfte zu und verwendet ihn für Inhalationen zur Behandlung von Bronchitis, Schnupfen und Stirnhöhlenkatarrh. Sein schwerer Duft wird durch 3 bis 8 Prozent ätherische Öle wie Pinen hervorgerufen. 30 Prozent Gummi und 60 Prozent Harz verleihen ihm die feste Konsistenz.

Die aromatisch duftende Myrrhe (*Commiphora* spec.), die von dornigen Sträuchern im Jemen, in Abessinien, Eritrea und Somalia gewonnen wird, ist in der Kosmetik gebräuchlicher als Weihrauch. Die Kosmetikindustrie verwendet sie als Fixativ in Parfüms und Seifen, für Zahnpasten und Mundwässer. Die alkoholische Tinktur dient in der Medizin als Wundheilmittel und bei Entzündungen im Mund- und Rachenraum. Das Harz setzt sich zusammen aus 2 bis 10 Prozent ätherischem Öl (Pinen, Limonen, Eugenol), 30 Prozent Harz und 60 Prozent gummiartigen Verbindungen.

Anwendung der Düfte für Schönheit und Gesundheit

Am unmittelbarsten und am schnellsten nehmen wir ätherische Öle als duftende Moleküle über die Nase auf. Von dort werden die Duftreize direkt ins Gehirn weitergeleitet und beeinflussen das limbische System. Dessen Reaktionen wiederum rufen bei uns im Unterbewußten Gefühle, Stimmungen, aber auch körperliche Reaktionen hervor. Deswegen kann uns allein schon das Riechen an einer duftenden Blume wie der Rose in Hochgefühl versetzen. Von den ätherischen Ölen der verschiedenen Pflanzenarten gehen dabei ganz gezielte Einflüsse auf den Körper aus, wie die schleimlösende Wirkung des ätherischen Thymianöls oder die schmerzstillende Wirkung des Nelkenöls. Diese und andere medizinische Anwendungsmöglichkeiten sind jedem zugänglich, der sich mit pflanzlichen Wirkstoffen beschäftigt. Ätherische Öle sind nicht nur bei leichten Gesundheitsbeschwerden ausgesprochen nützlich, sondern auch im Haushalt, wo wir zum Beispiel Motten mit Lavendel verjagen können. Mancher Arztbesuch, teuere Medizin oder giftige Insektenvertilgungsmittel können so überflüssig werden, wenn eine Grundausstattung an ätherischen Ölen im Haushalt vorhanden ist. Ätherische Öle sind meist getrockneten Kräutern vorzuziehen, die zwar in dieselbe Richtung, doch bei weitem nicht so intensiv wirken.

Neben der medizinischen Anwendung ist uns der Duft der ätherischen Öle bei der häuslichen Kosmetikherstellung sehr willkommen. Ob wir Badezusätze, Körperöle, Cremes, Deodorants oder Parfüms selber mischen – die ätherischen Öle verleihen diesen Kreationen das gewisse Etwas, den unnachahmlichen Duft. Allerdings ist es ratsam, vorsichtig mit den konzentrierten Düften umzugehen, wenn nicht bekannt ist, wie die Haut und der ganze Organismus darauf reagieren. Deshalb sollte man zunächst einen Allergietest machen. Das ist auch deswegen wichtig, weil die Essenzen, wie die ätherischen Öle auch bezeichnet werden, bei den Hautpflegemitteln und bei den Duftwässern direkt über die Haut in den Körper aufgenommen werden. Die Mengen, die dabei durch die verschiedenen Barriereschichten der Haut gelangen, sind zwar äußerst gering, aber es reicht zuweilen für einen therapeutischen und natürlich auch einen schädlichen Effekt aus. Vor allen Dingen beim Bad in duftenden Substanzen ist daran zu denken. Ein Bad in ätherischem Rosmarinöl regt den Kreislauf von Menschen mit niedrigem Blutdruck deutlich an. Wer hohen Blutdruck hat, sollte Rosmarin dagegen meiden.

Doch wir brauchen beim Umgang mit ätherischen Ölen nicht ängstlich zu sein, sondern sollten mit Düften, die uns gefallen, ruhig experimentieren. Wir brauchen uns, von wenigen Ausnahmen abgesehen, nicht sklavisch an Rezepte wie beim Kuchenbacken zu halten, sondern sollten versuchen, frei mit unserem Handwerkszeug umzugehen. Nur dann bringen wir es zur Meisterschaft. Bei einem so jungen Hobby wie dem Umgang mit ätherischen Ölen dürfte es keine Schwierigkeit sein, Neues, ganz Individuelles zu entdecken. Mit den eigenen Kreationen macht man nicht nur sich selbst, sondern auch der Familie, Freunden und Bekannten Freude.

Die ätherischen Öle haben jedoch neben diesen naturwissenschaftlich erklärbaren Anwendungsmöglichkeiten noch eine weitere Dimension. Sie sprechen nicht nur den Körper, also die Materie an, sondern auch die Seele und den Geist, die gewissermaßen das Über-Ich darstellen. Die meisten esoterischen Lehren gehen heute von dieser Dreigliederung des Menschen aus und sehen es als Ziel an, diese drei Glieder in Harmonie, in Übereinstimmung zu bringen. Nur wenn diese Übereinstimmung besteht, kann der Mensch zufrieden oder glücklich sein und sein Lebensziel erreichen. Die ätherischen Öle können Helfer auf dem Weg zur Harmonie sein, wobei aber die Menschen ganz verschieden darauf reagieren. Empfindsame Menschen fühlen sich davon sehr stark und fast unmittelbar angesprochen, während Menschentypen »mit dickem Fell« oft nur schwach darauf reagieren. Dieses Buch gibt verstreut Hinweise auf die feinstofflichen Effekte der ätherischen Öle. Ich möchte damit anregen, sich weitergehend mit diesem Thema zu beschäftigen. Im deutschsprachigen Raum haben vor allem die beiden Heilpraktikerinnen Susanne Fischer-Rizzi und Ingrid Heinen-Greubel und der Heilpraktiker

Konzentration der ätherischen Öle in Naturkosmetik

Mittel	Gehalt in %
Honig- oder Sahnebad	1–2
Badeöl	1–2
Badeessenz	10–50
Waschöl	0,1–0,2
Gesichtswasser	0,1–0,2
Gesichtscreme	0,1–0,2
Gesichtsöl	0,5–1
Körper- oder Massageöl	1–2
Deodorant*	1–4
Parfüm, Parfümöl	10–20

* Für Deodorants reicht bei Verwendung von Weingeist eine Konzentration von 1–2 %, bei kosmetischem Haarwasser muß die Konzentration etwas höher sein, um den Eigengeruch zu überdecken.

Martin Henglein viele Erfahrungen gesammelt. Es lohnt sich, deren Bücher (s. Literaturhinweis) zu lesen.

Doch nun zur Praxis. Der Einstieg in die Welt der ätherischen Öle, der Düfte, gelingt am einfachsten über das Riechen. Die Natur hält uns hier ein reichgefülltes Schatzkästlein bereit. Man denke nur an die vielen duftenden, wildwachsenden

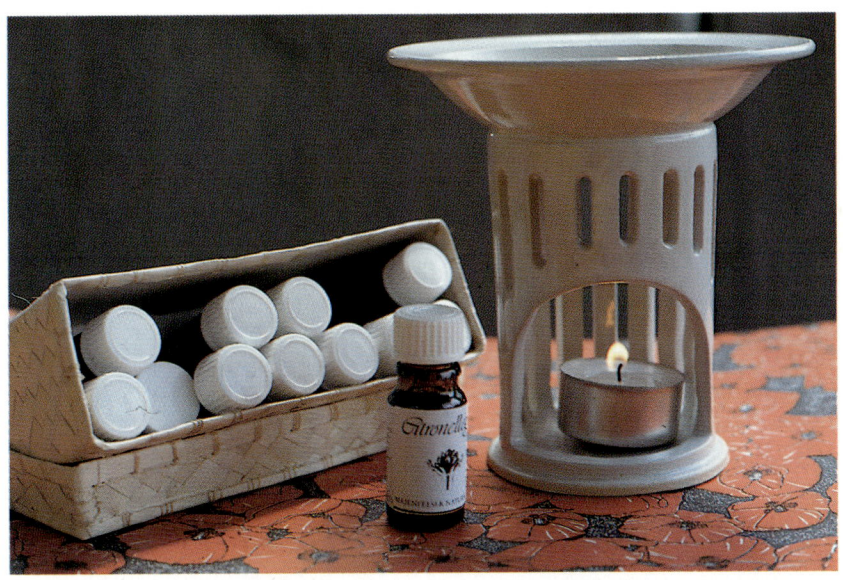

Kräuter wie den Thymian oder die Kamille. Im 16. Jahrhundert war es Mode, diese Gewächse, wohl aus hygienischen Gründen, in die Räume auszustreuen. Die starke keimtötende Wirkung des Thymians ist ja bekannt. Aus England wird berichtet, daß die Frauen auf dem Land für diese Streublumen extra Beete im Garten anlegten. Außerdem dufteten diese Kräuterrasen herrlich, wenn man darauf spazierte.

Ätherische Öle zur Raumaromatisierung

Während dieses Kapitel des Buches entsteht, erfüllt der Duft einer würzigen, anregenden Mischung aus den ätherischen Ölen von Pinie, Thymian, Lavendel, Eukalyptus, Kampfer und Rosmarin den Raum. Der Duft entströmt einer flachen, wassergefüllten Schale, in die nur zwei Tropfen des Ölgemischs geträufelt wurden. Da es sehr heiß ist, verdampft das Wasser aus der Schale relativ schnell und reißt die Duftmoleküle mit sich, die sich dann im ganzen Raum und sogar in der Wohnung verteilen. Das ist eine der einfachsten Möglichkeiten, in den Genuß der Düfte zu kommen. Wer sich in die Welt der ätherischen Öle hineinziehen lassen will, sollte mit solchen einfachen Experimenten anfangen, für die man eigentlich außer einem Fläschchen

**Wie Aladins Wun-
derlampe entführen** **Duftlampen in imaginäre Welten.**

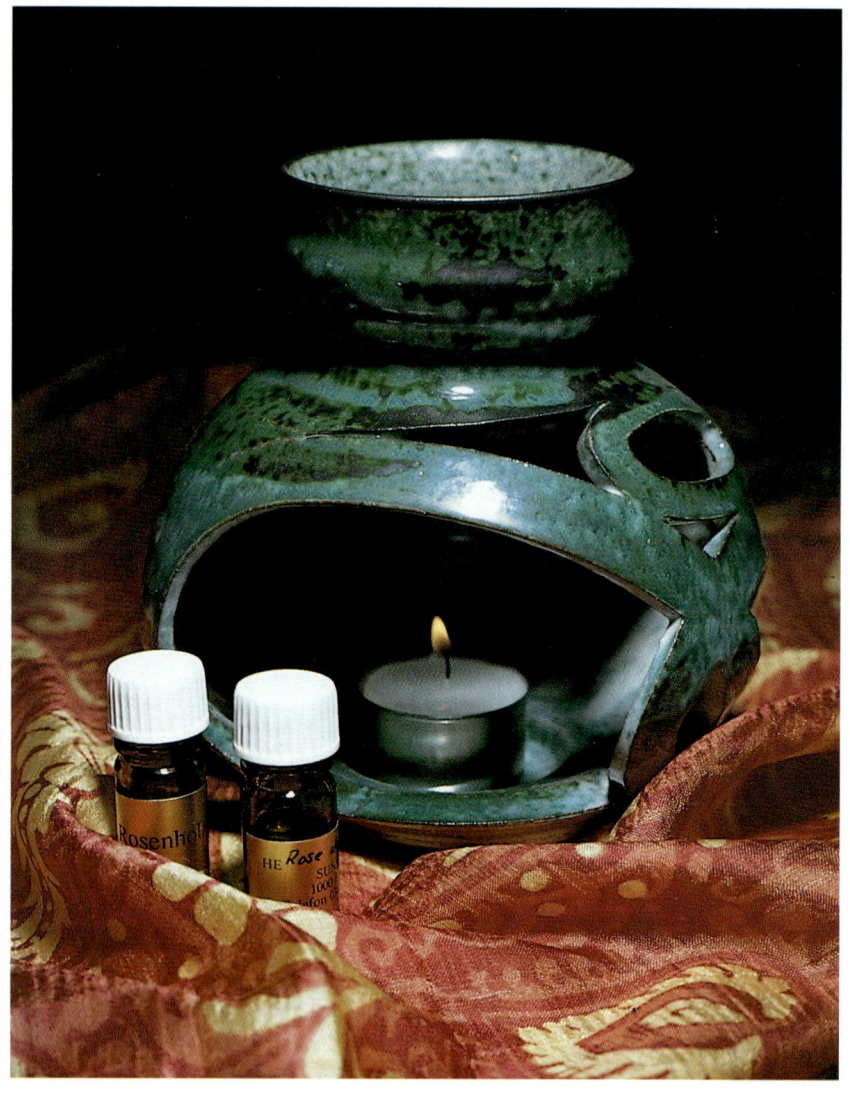

mit ätherischem Öl selbst keine weiteren Zutaten und Gerätschaften benötigt.

Es geht sogar noch einfacher: Ein paar Tropfen ätherisches Öl träufelt man auf einen Wattebausch und legt ihn auf die Heizung. Mit der aufsteigenden warmen Luft verbreitet sich der Duft nach und nach im ganzen Raum. Allerdings verdampft das flüchtige ätherische Öl bei dieser Methode sehr schnell und hinterläßt, wenn nicht eine neue Portion ätherisches Öl auf den Wattebausch kommt, nur einen leichten Dufthauch im Raum. Im Handel gibt es als Versteck für den nicht gerade ästhetischen Wattebausch »Duftkugeln« aus Porzellan. In die steckt man den Bausch hinein – der Duft entweicht durch kleine Löcher.

Duftlampen

Wer sich einige Monate lang mit solchen einfachen, nicht ganz befriedigenden Methoden begnügt, wird sich schließlich eine Duftlampe aus Keramik anschaffen. Für manchen mag sie so etwas ähnliches wie Aladins Wunderlampe werden. Auch wenn sie nicht tatsächlich verzaubert, so erschließt sie doch denen, die in die Duftwolke gehüllt werden, ganz neue Bereiche und vielleicht – wenn wir die Augen schließen – entrückt sie uns in imaginäre Welten.

Das Prinzip einer Duftlampe ist ganz einfach. Sie besteht aus Keramik, Porzellan oder Alabaster und ist mit einem Stövchen vergleichbar, nur mit dem Unterschied, daß sie oben nicht offen, sondern zu einer Schale ausgeformt ist. In die gibt man Wasser, zündet das Teelicht darunter an und träufelt, sobald sich das Wasser erwärmt hat, einige (5 bis 10) Tropfen ätherisches Öl hinein. Der aufsteigende Wasserdampf reißt die Öltröpfchen mit sich, mit den Luftströmen im Raum verteilt sich dann der Duft nach und nach. Dann riecht es frisch nach Lemongras oder Zitrone oder schwer nach Rose oder Muskatellersalbei. Diese Düfte riechen nicht nur angenehm, sondern entfalten im menschlichen Organismus ihre Wirkung. Die frischen Düfte beleben, die schweren gleichen aus und machen sinnlich und wieder andere, wie der Lavendel, beruhigen und entspannen. Sogar schlechte Gerüche – Küchendunst oder Zigarettenqualm – lassen sich mit würzigen ätherischen Ölen wie Lemongras, Rosengeranie oder Muskatellersalbei vertreiben.

Allerdings ist es auch bei der Duftlampe so, daß die ätherischen Öle schnell »verduften«. Sie verbinden sich nicht mit dem Wasser, sondern schwimmen wie »Fettaugen« oben auf und verdampfen mehr oder weniger schnell, je nach essenzeigener Verdampfungsgeschwindigkeit. Wer also über längere Zeit den Duft genießen will, muß immer wieder ätherisches Öl nachfüllen. Mit einem kleinen Trick läßt sich die Verdunstungsgeschwindigkeit herabsetzen, indem man die ätherischen Öle halb und halb mit 95prozentigem Alkohol (Weingeist) mischt. Anders als in Wasser lösen

Ätherische Öle in der Duftlampe

Ätherische Öle	Wirkung und Anwendung	Ätherische Öle	Wirkung und Anwendung
Eisenkraut Lemongras Pampelmuse Rosmarin Zitrone	anregende, belebende Wirkung, morgens anwenden oder fürs Arbeitszimmer	Origano Salbei Thymian Zimt Zypresse	antiseptisch, gut für die Atemwege während der Erkältungszeit
Bergamotte Petit Grain	die Konzentration fördernd	Anis Eukalyptus Fenchel Fichtennadel Kiefer Thymian Ysop	auswurffördernde Wirkung, speziell bei Husten
Lavendel Melisse Neroli Niauli Myrte Orange Sandelholz	beruhigende, entspannende Wirkung, schlaffördernd, abends und bei Streßzuständen in die Duftlampe geben		
Bohnenkraut Neroli Rose Sandelholz Ylang-Ylang Zimt	die Sinne anregend, aphrodisiakisch	Eisenkraut Geranium Lemongras Muskatellersalbei Salbei Wacholder	zur Aromatisierung der Wohnräume gegen üble Gerüche
Cajeput Eukalyptus Kiefer Lavendel Minze Nelke Niauli	antiseptisch, gut für die Atemwege während der Erkältungszeit	Citronelle Eukalyptus Geranium Lavendel Minze Nelke Sandelholz Vetiver Zeder	insektenvertreibende Wirkung, gegen Stechmücken und Motten

Jeweils eines der aufgeführten Öle verwenden oder innerhalb der Anwendungsgebiete mischen. Ätherische Öle für Duftlampen oder Aerosolgeräte pur verwenden oder für die Duftlampen mit 95%igem Alkohol etwa 1:1 mischen. Jeweils 5 bis 10 Tropfen in die Duftlampe träufeln.

sich die ätherischen Öle in Alkohol. Dickflüssige, ätherische Öle wie die exotischen Düfte von Patschuli, Sandelholz und Vetiver sollte man für diesen Zweck sogar grundsätzlich mit Alkohol verdünnen. Im Handel werden solche Öl-Alkoholmischungen speziell für die Duftlampen angeboten.

Einige Rezepte:
Die Mengen reichen für etwa einen Tag

Duftmischung gegen Erkältungen:
10 Tropfen Eukalyptusöl
10 Tropfen Kiefernöl
10 Tropfen Origanumöl
20 Tropfen Thymianöl
50 Tropfen Weingeist, wenn vorhanden

Duftmischung zur Beruhigung:
10 Tropfen Orangenöl
10 Tropfen Niauliöl
30 Tropfen Sandelholzöl
50 Tropfen Weingeist, wenn vorhanden

Duftmischung zur Vertreibung von Stechmücken:
10 Tropfen Eukalyptusöl
10 Tropfen Geraniumöl
20 Tropfen Lavendel
10 Tropfen Nelkenöl
50 Tropfen Weingeist, wenn vorhanden

Eine Duftlampe schafft mit ihrem Kerzenlicht eine romantische Atmosphäre im Wohnraum. Nicht ganz so romantisch wirken dagegen elektrisch betriebene Duftlampen, bei denen eine Glühbirne die Wärmequelle ist. Diese haben jedoch den Vorteil, daß sich mit Hilfe eines Stufenreglers die ätherischen Öle genauer dosieren lassen. Außerdem kann man eine elektrische Lampe auch einmal unbeaufsichtigt stehen lassen, was bei der Kerzenlampe gefährlich sein kann. Wer mit Hilfe der Duftlampe »Schnaken«, also Stechmücken vertreiben will oder wer über Nacht den hustenlindernden Duft von Thymian in die Nase bekommen möchte, sollte auf jeden Fall eine elektrisch betriebene Duftlampe kaufen, die sich je nach Raumgröße oder gewünschter Intensität einstellen läßt. Denn auch bei dieser harmlosen Anwendung ätherischer Öle muß man darauf achten, daß nicht überdosiert wird, vor allen Dingen dann nicht, wenn die Lampe im Kinderzimmer steht. Ein Reutlinger Kinderarzt, der den Müttern von hustenden Kindern empfiehlt, Duftlampen aufzustellen, hat festgestellt, daß es bei Überdosierungen zu Schleimhautreizungen kommen kann. Für wichtig halte ich es, die ätherischen Öle zur rechten Zeit anzuwenden, also nie Rosmarin- oder Petit-Grain-Öl abends in die Duftlampe träufeln, denn das könnte einige Stunden Schlaf kosten.

Die Gefahr der Überdosierung dürfte es bei einem weiterentwickelten Duftlampenmodell, das mit Niederdruck arbeitet, nicht geben.

Altmodische Duftkugel und modernes elektrisches Aerosolgerät sind weitere Hilfsmittel zur Raumaromatisierung.

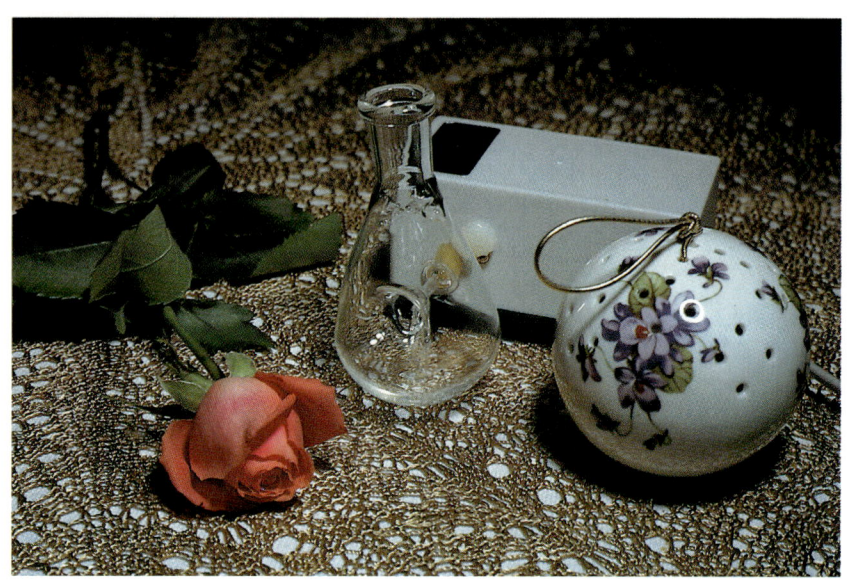

Aerosolgeräte

Diese elektrisch betriebenen Duftlampen haben noch weitere Vorteile. Das ätherische Öl wird von ihnen kalt vernebelt. Es muß dann nicht noch einmal erhitzt werden und der Duft hält sich lange im Raum. Solche Geräte sind erst seit kurzer Zeit auf dem deutschen Markt zu haben. In Frankreich, dem Mutterland der Aromatherapie, benutzt man sie dagegen schon viele Jahrzehnte, und zwar nicht nur im privaten, sondern auch im öffentlichen Bereich – in Konferenzräumen, in Hotelzimmern, in Arztpraxen, um nur einige Beispiele zu nennen. Weshalb sie dort eingesetzt werden,

kann man sich leicht vorstellen: die Düfte der ätherischen Öle sollen den Gast oder Patienten in eine angenehme, entspannte Stimmung versetzen. Auch hierzulande finden sich immer mehr Interessenten für solche Anwendungsgebiete.

Die Geräte brauchen so wenig Strom, daß sich sogar Menschen, denen das Energiesparen wichtig ist, mit ihnen anfreunden können. Die etwa seifenschachtelgroßen Gehäuse mit der Membranpumpe haben einen etwa fünf Zentimeter hohen Aufsatz aus Glas und seitlich eingearbeitete Ölbehälter. Mit diesen Abmessungen kann das doch etwas labormäßig anmutende Gerätchen in jedem Raum unauffällig untergebracht

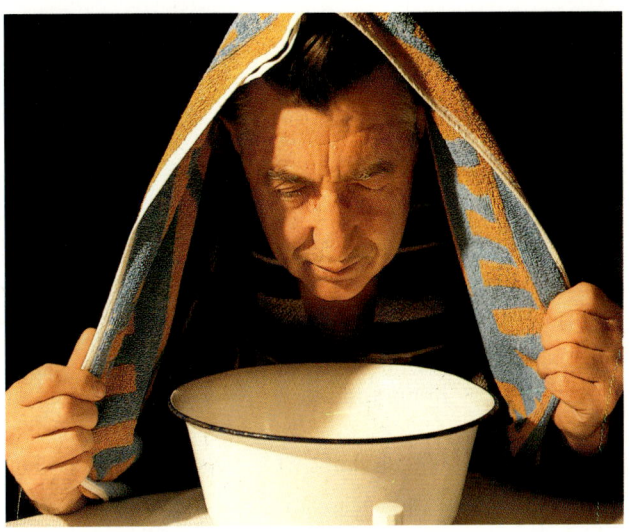

Zahlreiche ätherische Öle wirken schleimlösend und auswurffördernd und eignen sich deshalb hervorragend für Inhalationen.

werden. Lediglich das Pumpengeräusch dürfte manchmal die Aufmerksamkeit auf das Aerosolgerät ziehen. Es muß allerdings pro Stunde nur etwa fünf Minuten lang arbeiten. Man kommt dadurch mit wenigen Tropfen reinem ätherischem Öl am Tag aus. Wenn statt Lavendelöl ein anderer Duft gefragt ist, muß der Glasaufsatz mit etwas Alkohol ausgespült werden. Wasser wäre hier fehl am Platz, denn es verbindet sich nicht mit dem Öl und würde es nicht ausspülen.

Aerosolgeräte gibt es für die verschiedensten Einsatzzwecke in unterschiedlichen Größen. Die billigste Ausführung kostet je nach Hersteller zwischen 80 und 100 DM, die teuren für große Räume sind für rund 150 DM zu haben.

Duftendes Räucherwerk

Die beschriebenen Anwendungsmöglichkeiten der ätherischen Öle mögen fremd anmuten. Dabei sind sie nur ungewohnt. Denn eigentlich nehmen sie ganz

altes Brauchtum wieder auf. Erinnern wir uns an Weihrauch und Myrrhe, die im religiösen Brauchtum aller Völker und Religionen, vom Islam über den Katholizismus bis hin zur Christengemeinschaft der Anthroposophen, Verwendung finden. Dem Weihrauch sagt man nach, daß er das Geistige im Menschen anspricht, die Verbindung zu Göttlichem herstellt. Wer sich davon angesprochen fühlt, kann das feste Gummiharz in Räucherschälchen aus Keramik oder Metall verbrennen beziehungsweise verkohlen lassen.

Inhalationen und Gesichtsdampfbäder mit ätherischen Ölen

Sehr viel intensiver als bei der Duftlampe wirken die ätherischen Öle auf den Organismus ein, wenn man sie inhaliert. Diese Anwendungsform hat eindeutig medizinische Bewandtnis und ist eine hervorragende Therapie bei Erkältun-

Pflanzen in der Gesichtspflege

Pflanzenart	Anwendungsweise	für welchen Hauttyp
Anis	Gesichtsdampfbad, Kompresse	fette, unreine Haut
Boretsch	frischer Preßsaft aus Blättern als Kompresse	trockene, empfindliche und schlecht durchblutete, welke Haut
Brunnenkresse	Tee aus frischem Kraut als Gesichtswasser	bei Pickeln und Mitessern
Eibisch	Pulver aus Wurzeln für Gesichtswasser (Rezept!), Maske	bei unreiner Haut
Fenchel	Abkochung aus den Wurzeln als Gesichtswasser, Gesichtsmaske aus Fenchelsamentee (Rezept!)	bei trockener empfindlicher Haut
Kamille	Gesichtsdampfbad, Creme	bei trockener, empfindlicher Haut
Kerbel	frisches Kraut als Kompresse, Gesichtsdampfbad	bei fetter, unreiner Haut
Lavendel	Gesichtswasser (Rezept!), Dampfbad	für alle Hauttypen
Lindenblüten	Creme	bei trockener Haut
Löwenzahn	Kompressen mit frischen Löwenzahnblättern	regt die Durchblutung an
Majoran	Gesichtsdampfbad	fette, unreine Haut
Melisse	Gesichtswasser, Creme, Gesichtsdampfbad	trockene, empfindliche Haut
Petersilie	Reinigungsöl (Rezept!), Dampfbäder, Kompressen	stärkt empfindliche und unreine Haut, wirkt hautklärend
Pfefferminze	Gesichtsdampfbäder, Gesichtswässer aus frischem Kraut oder Essenz	fette, unreine Haut

Pflanzen in der Gesichtspflege

Pflanzenart	Anwendungsweise	für welchen Hauttyp
Ringelblume	Gesichtsdampfbad mit frischen Blütenblättern	rauhe, leicht verletzte, unreine Haut
Rose	Gesichtsdampfbad, Creme	normale Haut
Rosmarin	Gesichtsdampfbäder	fette, unreine Haut
Salbei	Gesichtsdampfbäder, Kompressen	fette, unreine, entzündete Haut
Thymian	Creme, Reinigungsmilch, Salbe, Gesichtswasser, Dampfbad	fette, unreine Haut, bei Akne
Veilchen	Creme, Gesichtsdampfbad	trockene Haut
Zitrone	Creme	bei fetter Haut, macht die Haut weich

gen, Husten und tiefsitzenden, chronischen Verschleimungen. Die ätherischen Öle von Cajeput, Eukalyptus, Kamille, Latschenkiefer, Myrte, Niauli, Thymian, Wacholderbeere, Ysop und Zitrone eignen sich besonders gut dafür (s. »Pflanzen und ihre ätherischen Öle«). Man gibt jeweils etwa fünf bis zehn Tropfen in das heiße Wasser. Gesichtsdampfbäder haben dagegen eher einen kosmetischen Aspekt. Sie sollen Poren öffnen und die Haut für die Reinigung besser zugänglich machen. Ätherisches Kamillenöl wirkt dabei günstig auf die Haut ein.

Beim Inhalieren ist darauf zu achten, daß der Wasserdampf nicht zu heiß ist.

Verbrennungen könnten sonst die Folge sein. Welche Temperaturen vertragen werden, ist ganz unterschiedlich: Man kann spezielle Inhaliergeräte verwenden oder einfach den Kopf über einen Topf oder eine Schüssel mit heißem Wasser halten und ein großes Frottierhandtuch wie ein Zelt darüber breiten. Nach dem Inhalieren ist es wichtig, auszuruhen und auf keinen Fall sofort nach draußen an die kalte Luft zu gehen.

Auf Reisen und bei der Arbeit ist es kaum möglich, zu inhalieren. Wer Schnupfen oder Husten hat, kann deshalb immer ein Fläschchen mit ätherischem Öl (Thymian, Pfefferminze oder Eukalyptus) bei sich tragen und öfter

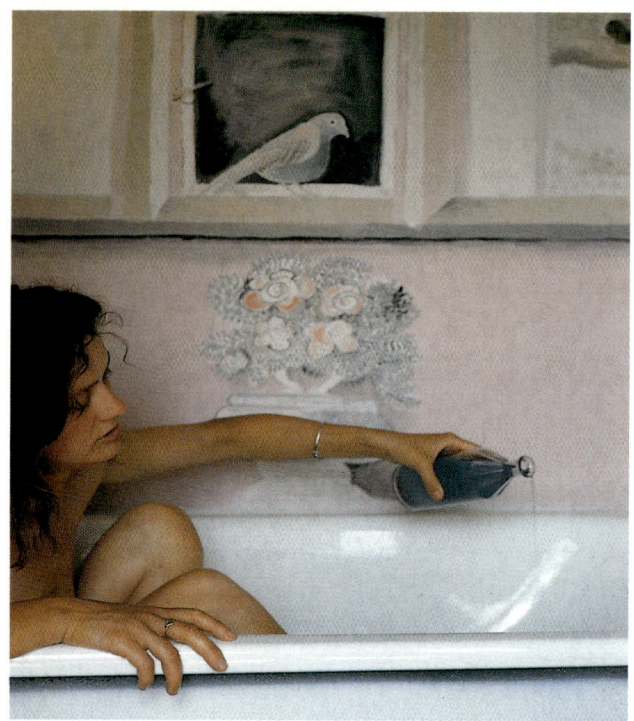

daran schnuppern oder ein spezielles Nasenöl in die Nase tupfen, das aus schleimlösend wirkenden Essenzen und einem fetten Öl gemischt ist. Die Nase wird dann vorübergehend frei.

Die wohltuende Wirkung der ätherischen Öle läßt sich auch in der Sauna als Aufguß genießen. Fichtennadel-, Kiefer- oder Wacholderduft ist dabei besonders beliebt.

Baden mit ätherischen Ölen

Beim Baden wird das vegetative Nervensystem unseres Körpers angeregt. Einmal werden die Wirkstoffe von Kräuterzusätzen durch die Haut in den Organismus aufgenommen. Außerdem wirken die von der Nase eingesogenen Dämpfe der ätherischen Öle heilend auf die Atmungsorgane.

Badezusätze sind ein idealer Einstieg in die Kosmetik zum Selbermachen. Es gibt viele Möglichkeiten zu mixen, ob mit oder ohne ätherische Öle.

Auch wer wenig Zeit hat, im Haushalt etwas selber zu machen, sollte sich dennoch auf keinen Fall das Vergnügen entgehen lassen, Badeöle und Badeessenzen selbst zu komponieren. Man braucht dafür nur wenige Zutaten, von denen die meisten ohnehin im Haushalt vorhanden sind.

Seit Kleopatra in Eselsmilch badete, ist viel Wasser den Berg hinuntergeflossen. Die sprichwörtliche Badekultur der

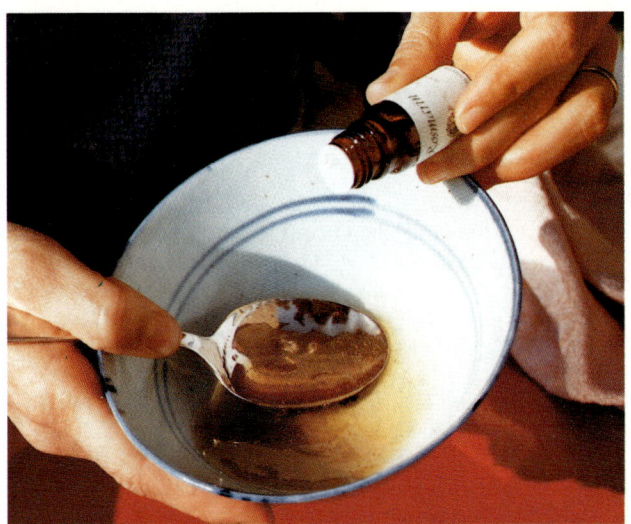

Badekosmetik läßt sich mit wenigen Zutaten schnell selbst herstellen. Wie hier ein anregendes Rosmarinbad mit Honig als Emulgator.

Römer ging mit ihrer Macht unter. Erst im ansonsten finsteren Mittelalter lebte die Badekultur in den öffentlichen Badehäusern wieder auf. Dort reinigte man sich nicht nur mit Wasser und Seife, sondern man genoß auch wohlriechende Kräuter. Dieses mittelalterliche Badevergnügen nahm aber ein ziemlich abruptes Ende, als sich von den Badehäusern Seuchen ausbreiteten. Das hat den Bürgern dann offenbar so gründlich den Spaß am Baden und an der Körperreinigung überhaupt verdorben, daß sie einige Jahrhunderte lang das reinigende Naß nicht an den Körper ließen. In Frankreich hielt man sogar lange an der Überzeugung fest, daß Wasser der Gesundheit abträglich sei. Den starken Körpergeruch, der sich unweigerlich einstellte, überdeckten vornehme Herrschaften mit Wohlgerüchen aus dem Pflanzenreich.

Erst Anfang des letzten Jahrhunderts wurden schlechte Gerüche tabu. Wasser und Seife kamen wieder zu Ehren. Das reichte für die Körperpflege bis nach dem Zweiten Weltkrieg aus. Dann wurde sie aufwendiger, man badete luxuriöser. Schaumbäder waren in den sechziger und siebziger Jahren groß in Mode. Derzeit sind Kräuterbäder mit ätherischen Ölen beliebt. Sie duften nicht nur angenehm, sondern haben auf den Körper eine wohltuende, manchmal sogar heilende Wirkung.

In Milch und Honig baden

Wenn der Körper beim Baden nur rein werden soll, genügt Seife, allerdings greift sie den Säureschutzmantel der Haut an und wird nicht von allen Menschen vertragen. Deshalb sollte man mit fetthaltigen Substanzen schon während des Bades oder gleich danach für die Rückfettung sorgen. Natürliche Produkte wie Sahne, Milch und Honig sowie die fetten Öle haben hervorragende hautpflegende Eigenschaften. Milch und Sahne pflegen nicht nur die Haut, sondern lösen durch ihre emulgierende Wirkung auch Schmutzteilchen heraus. Wir brauchen nun nicht gleich wie Kleopatra in purer Eselsmilch zu baden. Es genügen geringe Mengen als Badezusatz: bei Milch eine Tasse, von Sahne oder Honig zwei Eßlöffel.

Das Baden wird erst richtig zum Vergnügen, wenn das Badewasser angenehm duftet. Dazu verhilft ein Absud wohlriechender Kräuter oder deren Essenzen, die ätherischen Öle. Die ätherischen Öle duften intensiver und sind viel einfacher zu verwenden. Aber es genügt nicht, sie einfach in die Badewanne zu tröpfeln. Ätherische Öle lösen sich nämlich nicht in Wasser. Sie schwimmen nur an der Wasseroberfläche und verdampfen von dort sehr schnell. Wir müssen uns eines kleinen Tricks bedienen und die ätherischen Öle mit einem Emulgator zusammenbringen damit sie sich im Wasser lösen. Allerdings kommt Alkohol als Lösemittel, anders als bei der Duftlampe, hier nicht in Frage. Doch dafür eignen sich eine Vielzahl anderer natürlicher Substanzen.

Wieder bieten sich Honig und Sahne an. Beide sind solche natürlichen Emulgatoren. Ihre Verarbeitung zu Badezusätzen ist höchst einfach. Zu zwei Eßlöffeln flüssigem Honig oder Sahne fügt man 5 bis 10 Tropfen eines ätherischen Öls. Für die Honigvariante nimmt man zum Verrühren ein kleines Schälchen, die Sahne gibt man in ein Schraubglas und schüttelt kräftig, damit sich das ätherische Öl gut verteilt.

> **Grundrezept für Honig- oder Sahnebad**
> 3 El flüssigen Honig oder Sahne
> 5–10 Tropfen ätherisches Öl

Der Gedanke an Verschwendung liegt nahe, wenn man diese Lebensmittel einfach ins Bad schüttet. Doch ich meine, daß man sich diesen »Luxus« von Zeit zu Zeit ohne schlechtes Gewissen gönnen kann, vor allem wenn man sich bewußt wird, wieviel chemische Badezusätze und Shampoos so der Umwelt und dem eigenen Körper erspart bleiben. Honig und Sahne machen die Haut schön weich und geschmeidig und schützen sie durch die zurückbleibende Fettschicht vor Austrocknung. Was sie allerdings nicht können, ist, der Haut von außen Nährstoffe in nennenswertem Maße zuzuführen. Die Haut muß vielmehr von innen gesund ernährt werden. Und wie man in der Küche auf Qualität achtet, sollte man es auch im Badezimmer halten: mit dem billigsten Honig oder gar Kunsthonig ist es also nicht getan, weil doch Spuren davon in die Haut eindringen.

Badeöle

Ätherische Öle lösen sich außer in Honig und Sahne auch in den sogenannten fetten Ölen, wozu unter anderem Sonnenblumen-, Oliven-, Mandel- oder Sonnenblumenöl gezählt werden (s. Seite 117). Mischungen damit ergeben vor

Ätherische Öle fürs Bad

entspannend, für ein Bad am Abend:
  Lavendel
  Majoran
  Melisse
  Rose
  Sandelholz

kreislaufanregend, blutdrucksteigernd, für ein Bad am Morgen:
  Rosmarin
  Wacholder
  Zitrone

hautpflegend:
  Geranie
  Kamille
  Neroli
  Orange
  Rose

erfrischend, stärkend, für ein Bad nach einem langen Arbeitstag:
  Bergamotte
  Eisenkraut
  Myrte
  Wacholder

gut für die Atmungsorgane bei Erkältungen:
  Eukalyptus
  Fichtennadel
  Latschenkiefer
  Salbei
  Thymian

dem Alltag entrückend, sinnlich stimmend:
  Patschuli
  Rose
  Sandelholz
  Vetiver
  Ylang-Ylang

Zu beachten: Bergamotteöl macht empfindlich für Sonnenlicht; manche Menschen reagieren empfindlich auf Petit-Grain-Öl und auf das Öl der anderen Zitrusfrüchte; Schwangere dürfen nicht in ätherischem Salbeiöl baden; in der aktiven Phase von Krankheiten sollte man kein Vollbad nehmen (s. auch Kapitel »Allergien und Nebenwirkungen«)

allem schöne Körper- oder Massageöle sowie Badeöle. Doch auch diese Ölmischungen dürfen nicht direkt ins Badewasser gegeben werden. Die Fettaugen wären nur um so größer, und nach dem Ablaufen des Badewassers würden dicke Talgränder in der Wanne zurückbleiben.

Auch hierfür ist deshalb ein Emulgator nötig. Ein geeigneter natürlicher Emulgator aus der Sojabohne ist in Spinnrad-Läden (s. Bezugsquellennachweis) unter dem Namen Fluidlecithin BE zu haben. Man rechnet auf einen Teil Emulgator zehn Teile fettes Öl, das mit dem ätherischen Öl gemischt wurde. Man kann gleich eine größere Menge Badeöl auf Vorrat für einige Monate herstellen – so lange hält es sich auf jeden Fall, ohne ranzig zu werden. Ich persönlich ziehe es vor, die Badeöle unmittelbar vor dem Bad zu mischen. Für das abendliche Bad nehme ich gerne Lavendel zum Entspannen, morgens ist dagegen der blutdrucksteigernde, anregende Rosmarin angebrachter (Menschen mit hohem Blutdruck sollten den Rosmarin aber meiden).

Grundrezept für Badeöle
90 ml Sonnenblumen-, Mandel- oder Jojobaöl
2 ml ätherische Öle
8 ml Lecithin-Emulgator
Alle Zutaten in einem Schraubglas oder einer Schraubflasche mit mehr als 100 ml Fassungsvermögen mischen.
Die Menge kann beliebig reduziert werden. Für 1 Vollbad genügt ein Zehntel der Menge.

Badeessenzen

Noch einfacher als die Badeöle lassen sich Badeessenzen herstellen. Hierbei verzichten wir auf die rückfettende Wirkung der fetten Öle auf die Haut. Das können wir auch durch Einreiben mit Körperöl nach dem Bad nachholen. Unter Badeessenzen sind Emulsionen aus nur zwei Bestandteilen, ätherischem Öl

und geeignetem Emulgator, zu verstehen. Dazu ist ein Emulgator aus natürlichem Rizinusöl geeignet, der unter der Bezeichnung LV 41 (LV = Lösungsvermittler) im Handel ist. Da es sich um ein nicht konserviertes Naturprodukt handelt, ist LV 41 nur einige Monate haltbar. Zur Sicherheit sollte er im Kühlschrank aufbewahrt werden.

Für die duftenden Badeessenzen werden dann unmittelbar vor dem Bad die gewünschten ätherischen Öle mit dem Lösungsvermittler gemischt. Ein kleines, hübsches Fläschchen zum Schütteln steht dafür im Badezimmer bereit. LV 41 ist dickflüssig und läßt sich deshalb nicht tropfenweise dosieren. Er wird mit ätherischem Öl etwa im Verhältnis 1:1 gemischt (bitte probieren, das richtige Mischungsverhältnis ist von Öl zu Öl verschieden), so daß sich für ein Vollbad eine Gesamtmenge von 3 bis 4 ml ergibt. Ist der Anteil des Lösungsvermittlers geringer, entsteht eine trübe Masse, ist er höher, wird die Mischung zunehmend klarer. Bei sehr dickflüssigen Ölen wie Patschuli, Vetiver oder Ylang-Ylang reicht die emulgierende Wirkung jedoch nicht aus; sie sollten besser in Badeöl oder Honig emulgiert werden.

Grundrezept für Badeessenz
2 ml ätherisches Öl
1–2 ml Lösungsvermittler LV 41
In kleinem Schraubgläschen gut miteinander verschütteln.

Die Reinigung der Haut

Auf der Haut lagern sich Fett-, Schweiß-, Schmutz- und Rußpartikel ab. Teilweise scheidet sie der Körper selbst über die Haut als Ausscheidungsorgan ab, teilweise setzen sich Verunreinigungen aus der Luft darauf ab – Stadtbewohner sind dabei spürbar mehr Schmutz und Umweltgiften ausgesetzt als Menschen auf dem Land. Die Haut muß regelmäßig gründlich gereinigt werden. Wasser steht seit Urzeiten für Reinheit und Sauberkeit und ist das Reinigungsmittel erster Ordnung. Allerdings reicht Waschen mit purem Wasser nicht aus, weil dabei nur wasserlösliche Substanzen wie Salze aus dem Schweiß abgelöst werden. Das zweite klassische Reinigungsmittel ist die Seife. Sie wird seit Jahrtausenden zur Körperreinigung verwendet. Ihre Reinigungswirkung beruht darauf, daß sie die Oberflächenspannung des Wassers verändert und damit Schmutzpartikel leichter aufnimmt. Leider entfernt die Seife auch Teile des schützenden Hautfettes und schädigt die Bakterienflora der Haut. Ein gesunder Körper kann aber das Fett schnell wieder ersetzen und auch den durch die Seife gestörten pH-Wert der Haut auf das normale, leicht alkalische Milieu einpendeln. In Gegenden mit sehr hartem Wasser verliert die Seife allerdings an Wirkung. Manche Bestandteile lösen sich nicht, und es gibt Ausfällungen, die nicht nur Talgränder in der Badewanne zurücklassen, sondern sich auch auf der Haut absetzen.

Vor einiger Zeit kamen »moderne« Tenside, auch als Syndets bezeichnet, als Hautwaschmittel hinzu, die mittlerweile aber umstritten sind. Sie greifen zwar den Säureschutzmantel der Haut kaum an, entfetten sie dafür aber um so stärker. Die Haut quillt dabei schnell auf, entquillt aber auch schneller und trocknet stärker aus. Bei trockener Haut sind daher die klassischen Seifen vorzuziehen, weil sie die Haut weniger austrocknen.

Mit Wasser und Seife waschen

Die klassischen Seifen behaupten sich nach wie vor auf dem ersten Platz unter den Produkten für die Körperreinigung. Kern- und Schmierseifen verwendet man dafür heuzutage kaum mehr. Sie haben ihren Einsatzbereich im Haushalt. Heute benutzen wir Fein- oder Toiletteseifen, die aus besonders reinen Fetten oder Fettsäuregemischen hergestellt werden. Die Seifenhersteller mixen aber noch weit mehr in die Seifengrundlage: ätherische Öle meist synthetischer Herkunft, Stabilisatoren, Komplexierungsmittel, Überfettungsmittel, wobei Sinn und Nutzen manchmal in Frage gestellt werden können. Sogenannte Cremeseifen oder Hautschutzseifen enthalten bis zu 10 Prozent Überfettungsmittel. Weitere Kategorien der Feinseifenhersteller sind Kinderseifen, Deodorant-Seifen und Transparent-Seifen, die gerade wieder im Kommen sind.

Es ist nicht sehr sinnvoll, Seifenstücke selber zu machen. Anders sieht es dage-

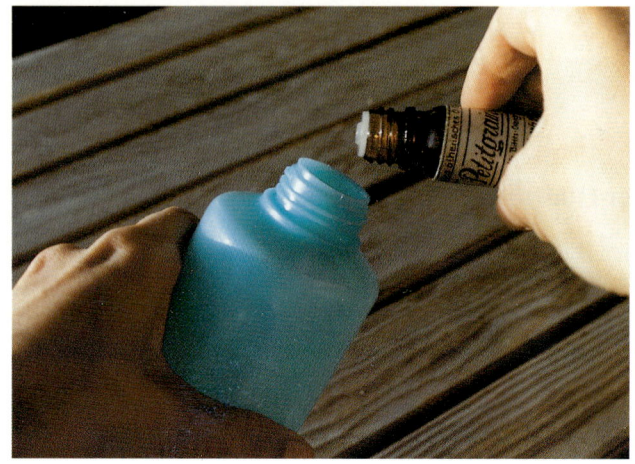

Duftendes Geschirrspülmittel läßt sich leicht aus flüssiger Schmierseife und ätherischem Öl zusammenmischen.

gen mit Flüssigseifen aus. Flüssigseifen auf der Basis von natürlichen Ölen und Fetten, eventuell auch solche aus Syndets lassen sich durch die Zugabe von ätherischen Ölen verfeinern. Im Haushalt kann man der Schmierseife zum Geschirrspülen oder Putzen ätherisches Zitronen- oder Petit-Grain-Öl zufügen.

Grundsätzlich läßt sich die Haut außer mit Wasser und Seife oder seifenähnlichen Substanzen noch mit festen Stoffen, die den Schmutz absorbieren (wie Mandelkleie), und mit Öl reinigen.

Gesichtsreinigung mit Öl

Zunächst mag es etwas widersinnig erscheinen, die schmutzigen Ablagerungen im Gesicht und auf dem Dekolleté gerade mit Öl, einer fetten Substanz reinigen zu wollen, denn bei der Gesichtsreinigung wollen wir ja – neben anderen Stoffen – gerade auch Fett bzw. Talg entfernen. Noch mehr erstaunt vielleicht die Tatsache, daß das einfachste, gut wirksame und gut hautverträgliche Reinigungsöl reines Olivenöl ist. Es lohnt sich,

das einmal auszuprobieren. Wer den Geruch von Olivenöl nicht mag, kann ersatzweise auch andere fette Öle in das Gesichtsreinigungsöl mischen.

Waschöl für jeden Hauttyp

90 ml fettes Öl, beispielsweise Sonnenblumen-, Weizenkeim- oder Mandelöl

10 ml Tween 80 (Emulgator aus der Apotheke, aus Zucker hergestellt, unbedenklich, auch für Lebensmittel zugelassen)

einige Tropfen ätherisches Öl, beispielsweise Zitronenöl, Melissenöl oder Rosmarinöl

Zutaten in einer mehr als 100 ml fassenden Flasche verschütteln. Zur Reinigung Waschöl in befeuchtete Hände geben und in die Gesichtshaut und aufs Dekolleté sanft einmassieren. Sofort danach mit reichlich warmem Wasser abspülen. Anschließend Gesichtswasser benutzen.

Gesichtswasser

Gesichtswasser, für sich allein genommen, reicht nicht aus, um das Gesicht sauberzukriegen. Es hilft aber dabei mit. Gesichtswasser wird nach der Reinigung mit Öl, Reinigungscreme oder -milch verwendet Es wird mit einem Wattebausch aufgetragen. So lassen sich zusätzlich wasserlösliche Verschmutzungen entfernen. Darüber hinaus hat es einen positiven Nebeneffekt: es »durchfeuchtet« die Haut und erfrischt sie. Deshalb ist es ganz angenehm, Gesichtswasser nicht nur morgens und abends, sondern auch während des Tages aufs Gesicht aufzutragen.

Handelsübliches Gesichtswasser besteht aus einer wäßrigen 20- bis 40prozentigen Alkohol-Lösung, die die Haut leicht kühlt. Gesichtswasser für trockene Haut sollte allerdings höchstens 5 Prozent Alkohol enthalten, weil die Haut sonst zusätzlich austrocknet. Das ist beim Selbermachen unbedingt zu beachten. Hamameliswasser eignet sich als alkoholisch-wäßrige Grundlage sehr gut für Gesichtswässer, weil es eine leicht adstringierende (porenschließende) Wirkung hat.

Wenn ätherische Öle zur Parfümierung zugesetzt werden, ist wie bei Badeölen und -essenzen außerdem noch ein Lösungsvermittler nötig, denn sonst würden sich die Öle nicht gut genug verteilen. Welche Zutaten verwendet werden, richtet sich nach dem Hauttyp.

Gesichtswasser für fette Haut

Die folgenden Rezepturen sollten bei Akne nicht verwendet werden

Kampferwasser
40 g Hamameliswasser
40 g Pfefferminzwasser oder starker Pfefferminztee
10 g Kampferspiritus
5 g Honig
2–3 Tropfen ätherisches Öl (Pfefferminze oder Melisse)

Lavendelwasser
30 g Lavendelblüten 3 Wochen lang in 50 %igem Alkohol (verdünntem Weingeist) ziehen lassen, mit destilliertem Wasser auffüllen.

Thymianwasser
2 El getrocknetes Thymiankraut
1 El getrocknetes Salbeikraut

50 g Weingeist
3 Tropfen Thymianöl
0,2 l destilliertes Wasser

Kräuter mit Wasser und 40 g Alkohol übergießen, 2 Tage bedeckt stehen lassen, filtrieren, Thymianöl in 10 g Alkohol verschütteln, alles mischen und in dunkle Flaschen füllen.

Gesichtswasser für trockene Haut

Quittenwasser
10 g unzerkleinerte Quittenkerne in 80 g Wasser stehen lassen, bis es schleimig wird. Abseihen und 10 g Rosenwasser hinzufügen

Dieses Gesichtswasser muß schnell verbraucht werden, weil nur wenig konservierender Alkohol enthalten ist. Die Quitte ist für die Hautpflege altbekannt, war aber lange Zeit in Vergessenheit geraten.

Gesichtsmasken

Gesichtsmasken gelten als das i-Tüpfelchen in der Kosmetik. Man sollte sich aber nicht zu viel davon erwarten. Mehr als eine vorübergehende Glättung und Straffung der Haut sowie eine bessere Durchblutung, die aber nicht unbedingt erwünscht ist, wird nicht bewirkt. Trotzdem haben die Masken ihre Berechtigung. Weshalb sollte man nicht vor einem Theaterbesuch oder vor einem festlichen Essen die Gesichtshaut, zumindest subjektiv, etwas auffrischen. Etwa einmal in der Woche, keinesfalls öfter als zweimal, weil die Masken relativ stark austrocknen und entfetten, sollte sich jede Frau und jeder Mann die Zeit für eine solche pflegende Packung nehmen. Die breiige oder pastöse Maske wird nach der Gesichtsreinigung oder nach einem Gesichtsdampfbad auf die Gesichtshaut aufgetragen und muß etwa eine halbe Stunde einwirken. Während der Zeit sollte man sich bequem zurücklegen, die Augen schließen und sich entspannen.

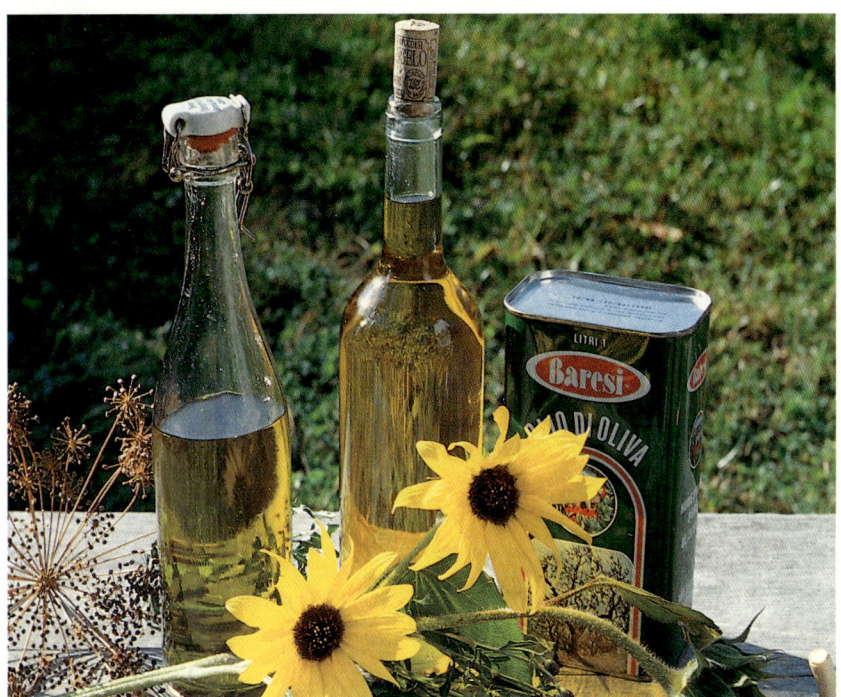

Die Maske wird dann mit lauwarmem Wasser abgewaschen. Danach braucht die Haut Creme oder Öl.

Je nach den Zutaten haben Masken neben der pflegenden auch eine hautreinigende Wirkung. Welche Maske aufgetragen wird, muß sich nach dem Hauttyp richten.

Gesichtsmaske für normale Haut
Hafermehlmaske
>   3–4 El Hafermehl
>   2 El heiße Milch
>   einige Tropfen Zitronensaft

Hafermehl in der heißen Milch verrühren bis eine streichfähige Paste entsteht und noch warm auftragen.

Gesichtsmasken für fette Haut
Honig-Quark-Maske
>   2 El flüssiger Bienenhonig
>   1 El Quark

Niemals auf trockene Haut auftragen, da der Quark die Haut noch mehr austrocknen würde.

Eibischwurzel-Maske
>   2 El pulverisierter Eibisch
>   1 El reiner Bienenhonig

Bienenhonig in Wasser auflösen, Eibischwurzelpulver hinzufügen. Die Eibischwurzel ist das klassische Naturheilmittel bei unreiner, entzündlicher Haut.

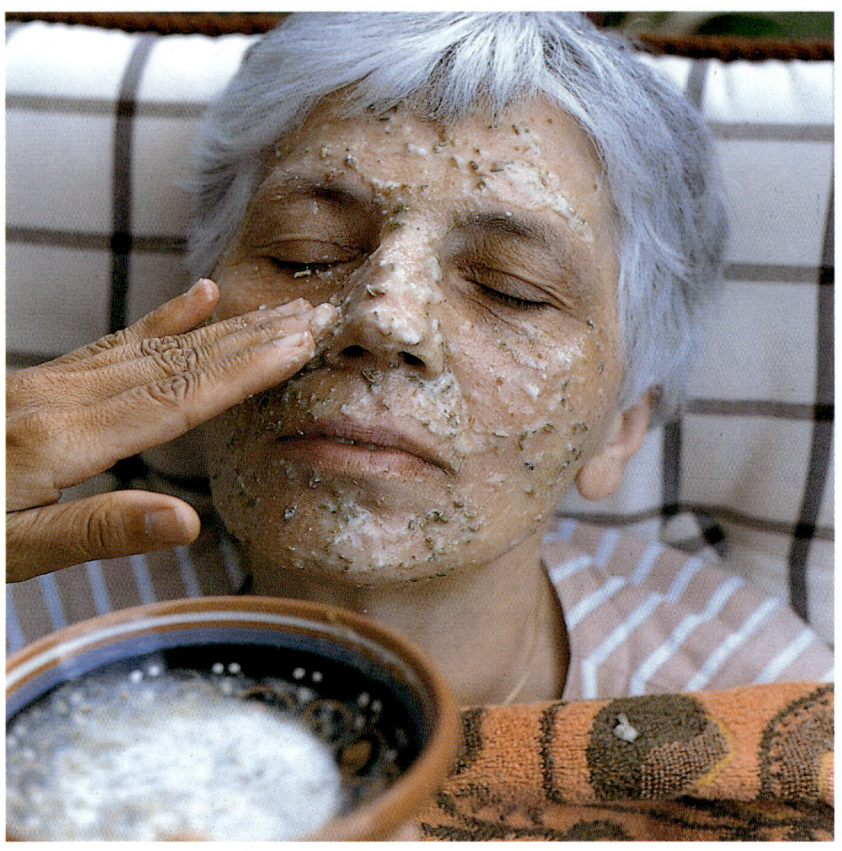

Heilerde-Maske
   2 geh. El Heilerde
   1 El reines Pflanzenöl

Öl im Wasserbad erwärmen, Heilerde einrühren, heißes Wasser hinzufügen bis die Paste streichfähig wird. Die Maske wirkt klärend und entzündungshemmend auf unreine Haut.

Gesichtsmasken für trockene, empfindliche Haut
Hautmayonnaise
   1 Eigelb
   2 El Pflanzenöl (Oliven-, Avocado- oder süßes Mandelöl)

Fenchelmaske
   1 El Fencheltee oder zerstoßene Fenchelsamen (ersatzweise Anis)
   1 El Joghurt
   1 El Bienenhonig

Haut- und Gesichtspflege mit Cremes und Ölen

Der Markt für Haut- und Gesichtspflegemittel ist heiß umkämpft; immerhin geht es allein in der Bundesrepublik um einen Jahresumsatz von 500 Millionen DM. Die Kosmetikhersteller versuchen, mit einem enorm hohen Werbeaufwand, Käufer auf ihre Produkte aufmerksam zu machen. Dabei läuft immer die gleiche alte Werbemasche. Man nehme ein hübsches junges Mädchen mit makelloser Haut, fotografiere sie und setze das anzupreisende Mittelchen mit ins Bild. Mit solchen mehr oder weniger subtilen Methoden werden offenbar immer noch erfolgreich heimliche Erwartungen von Jugendlichkeit und Schönheit erweckt. Daß die Branche zum größten Teil nur leere, dafür aber um so werbewirksamere Versprechungen macht, wissen aufgeklärte Kundinnen längst. Doch das Geschäft mit der Schönheit floriert weiter. Dabei sind die Möglichkeiten, die Haut von außen zu pflegen oder sie gar von Falten zu befreien, stark eingeschränkt. Pflege vermag der Haut einen gewissen Schutz vor Einflüssen von außen zu geben. »Wahre Pflege kommt von innen!« – diese Binsenwahrheit kann nicht oft genug wiederholt werden. Also sind eine gesunde Ernährung, viel Bewegung und ausreichend Schlaf die Rezepte für eine schöne Haut. »Ernähren« kann man die Haut von außen nicht. Nur ein geringer Teil der aufgetragenen Substanzen kann in die Haut eindringen. Für den »Kos-metikpapst« Franz Greiter – und nicht nur für ihn – ist das ein Vorteil. Er stellt dazu fest, daß es glücklicherweise gar nicht so leicht sei, eine Substanz in die Epidermis hinein oder durch die Epidermis in tiefere Schichten der Haut zu bringen.

Wunder sind also von Hautpflegemitteln nicht zu erwarten. Wir verwenden sie, um den Fett- und Feuchtigkeitsgehalt der Haut auszugleichen und die Haut vor Austrocknung zu schützen. Und das hat sie gerade in der heutigen Zeit dringend nötig. Denn die Haut ist nicht mehr nur den Witterungseinflüssen, Hitze und Kälte, ausgesetzt. Sie wird vielmehr hauptsächlich durch Schmutzpartikel aus der Luft angegriffen; aber auch durch übertrieben häufiges Waschen, Baden oder Duschen.

Hautpflegemittel, richtig angewandt, können die Haut glatter und elastischer machen. Sie können weiterhin die Alterung etwas verlangsamen, indem sie Feuchtigkeitsbindemittel zuführen, die Wasser in der Hornschicht halten sollen. Demselben Zweck dienen Fette und Öle als isolierende und verdunstungshemmende Schutzschicht.

Die gebräuchlichsten Hautpflegemittel sind Cremes und Lotionen. Um sie herzustellen, müssen allerdings verschiedene Bestandteile in Emulsion gebracht werden. Emulsionen sind fein verteilte Mischungen aus einer sogenannten Wasserphase und einer Fettphase. Die Wasserphase besteht aus Wasser und eventuell Zusätzen von

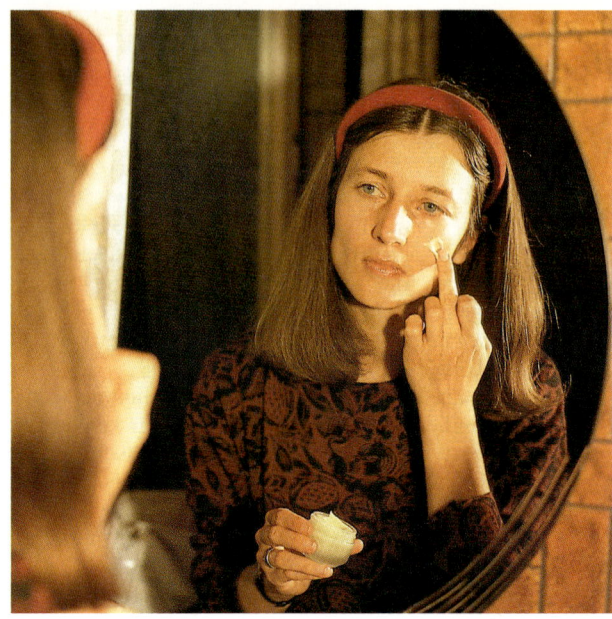

Die Haut ist in der heutigen Zeit vielfältigen Belastungen ausgesetzt. Gesichtspflege mit hautfreundlichen Substanzen ist deshalb ein Muß.

Konservierungsstoffen, Feuchthaltemitteln und Parfümstoffen. Als Fettphase kommen wasserunlösliche Öle oder Fette dazu. Damit diese Bestandteile sich verbinden, müssen Emulgatoren zugefügt werden. Sie bewirken, daß die Grenzflächenspannung zwischen Wasser und Fett verringert wird und sich die Komponenten fein verteilen können.

Die Kosmetikbranche unterscheidet zwischen Öl-in-Wasser-Emulsionen (kurz O/W-Emulsion) und Wasser-in-Öl-Emulsionen. Öl-in-Wasser-Emulsionen kann man mit Milch vergleichen; sie lassen sich mit Wasser von der Haut abwaschen. Wasser-in-Öl-Emulsionen sind dagegen fester; ihre Konsistenz ähnelt der von Butter. Doch die Sache ist noch komplizierter: es gibt auch Mischemulsionen, die Kosmetikkunden vielleicht als Cold-Cream kennen. Die Kosmetikindustrie braucht dazu noch Stabi-

lisatoren, damit sich die Komponenten nicht entmischen, wofür verschiedene Stoffe, beispielsweise Stärke, herangezogen werden.

Insgesamt sind es jeweils 15 bis 20 Wirkstoffe, die die Kosmetikindustrie in ihre Cremes und Lotionen mischt. Darunter kann beispielsweise Collagen aus dem Bindegewebe junger Tiere sein. Dieser Zusatz richtet beim Verbraucher zwar keinen Schaden an, bringt ihm aber auch keinen Nutzen. Denn die menschliche Haut nimmt körperfremdes Collagen aus Tierfasern gar nicht an, wie die Mediziner wissen. Den Vorteil hat also nur die Kosmetikindustrie, die Werbung damit macht, daß Collagen die Haut geschmeidig und elastisch machen würde. Hormonzusätze sind nach der gültigen Kosmetik-Verordnung in der Bundesrepublik verboten. Vitaminzusätze werden in der Werbung hervorgehoben – ob sie tatsächlich etwas bewirken, ist wissenschaftlich nicht bewiesen. Ebenso umstritten ist in der Dermatologie, ob Kräuter-, Gemüse- oder Fruchtzusätze auf der Haut überhaupt eine Wirkung entfalten. Dabei sprechen immerhin jahrhundertealte Erfahrungen dafür, daß pflanzliche Substanzen in der Hautpflege positiv wirken (s. Übersicht Seite 94/95). Davon geht auch die Aromatherapie aus. Auch wenn wir an die Heilkraft der Pflanzen glauben, soll das nicht ausschließen, manch Geschriebenes kritisch zu hinterfragen.

Pro und Contra »sanfte Kosmetik«

Angeregt durch die Hobbythek-Sendungen vom Westdeutschen Rundfunk ist es in den letzten Jahren Mode geworden, Cremes und andere Kosmetika selber herzustellen. Das hat einerseits den Vorteil, daß man die Inhaltsstoffe kennt und gegebenenfalls als Allergiker weiß, welche Substanzen wegzulassen sind. Außerdem kann man genau auf den Hauttyp abgestimmte Mischungen finden. Das Selberrühren von Cremes hat aber auch Nachteile, die man kennen muß, bevor man in die »sanfte Kosmetik« oder in die »Naturkosmetik« einsteigt.

Am schwersten wiegt der Nachteil, daß Cremes ohne Konservierungsstoffe im Kühlschrank nur kurze Zeit, 1 bis 2 Wochen, haltbar sind. Wird eine verdorbene Creme auf das Gesicht aufgetragen, kann das unangenehme Folgen haben. Es ist also abzuwägen, ob eine Creme

ausschließlich aus Naturstoffen hergestellt wird, oder ob es doch sinnvoller und letztendlich gesünder ist, Konservierungsstoffe beizumischen. Die Frage muß jeder für sich selber beantworten. Wer sich für Konservierungsstoffe entscheidet, muß aber unbedingt auf die richtige Dosierung achten.

Der zweite Nachteil ist der, daß die Anfangsinvesitionen ziemlich hoch sind. Für das Geld, das eine Erstausstattung mit Gerätschaften und Zutaten kostet, könnte man lange Zeit Kosmetika kaufen. Cremes selbst herzustellen, lohnt sich wirklich nur, wenn man Jahre dabei bleibt. Am Anfang ist es jedoch ein Risiko, da man nicht weiß, vieviel Zeit man hat, Kosmetik selber herzustellen, und ob es einem überhaupt Spaß macht.

Diese kritischen Bemerkungen sollen aber niemand davon abhalten, selbst mit Cremes und Lotionen zu experimentieren. Wer sich damit intensiver beschäftigt, lernt auf jeden Fall eines: etwas Alltagschemie. Mit diesem Wissen im Hintergrund kann man leichter selbst urteilen und dann manches, was die Werbung verspricht, an den rechten Platz rücken.

Was man für die Cremeherstellung braucht

Bei den meisten der in diesem Buch vorgestellten Rezepte wurde darauf geachtet, daß sie mit einfachen Mitteln umzusetzen und die Zutaten gut erhältlich sind. Die Creme-Rezepte bilden da eine kleine Ausnahme. Man braucht dafür:

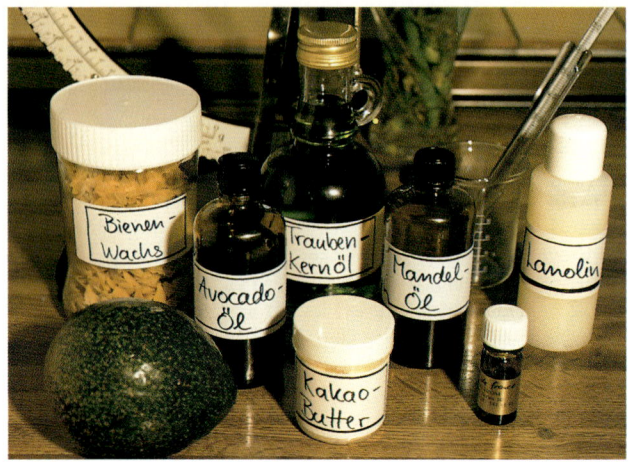

Ausschließlich natürliche Zutaten werden für die Cremeherstellung verwendet. Auf Konservierungsstoffe sollte möglichst verzichtet werden.

- Töpfe (als Wasserbad); besser wäre ein Wasserbadtopf
- eine Feinwaage oder Briefwaage mit Grammeinteilung
- ein Küchen- oder Laborthermometer
- einen Mörser
- diverse Spatel und Glasstäbe zum Rühren
- Tuben oder Döschen zum Abfüllen.

Allerwichtigster Grundsatz beim Cremerühren ist Hygiene. Töpfe vorher auskochen, die Zutaten nicht mit der Hand anfassen. Cremes möglichst in Tuben abfüllen, nicht in die beliebten Töpfchen, denn der Inhalt der Töpfchen verdirbt sehr schnell, weil die Oberfläche groß ist und somit bei jedem Öffnen des Topfes und beim Entnehmen von Creme Keime hineingelangen. Tuben zum Abfüllen bekommt man in der Apotheke. Dort kann man sich übrigens auch für wenig Geld Cremes gezielt auf den Hauttyp ausgerichtet mischen lassen. Ein geringer Betrag wird zusätzlich zu den Kosten für die Zutaten verlangt.

Zur Herstellung der Creme sind bestimmte Zutaten zu besorgen. Für die sogenannte Fettphase benötigen wir je nach Rezept Bienenwachs, Wollwachs, Lanolin, Kakaobutter oder Pflanzenöle (fette Öle) wie Sonnenblumenöl, Mandelöl, Avocadoöl oder Traubenkernöl …

Für die Wasserphase nehmen wir in unserer Kosmetikküche Rosenwasser, Hamameliswasser oder Orangenblütenwasser, die in der Apotheke zu beschaffen sind. Zum Schluß fügen wir – wenn gewünscht – ätherische Öle zu.

Die Herstellung ist immer gleich (s. Übersicht »Grundrezept für Hautcreme«): Bienenwachs und Wollwachs im Wasserbad schmelzen und auf 60 °C erwärmen, Mandelöl (oder ein anderes Öl aus den Rezepten) hinzufügen bis wieder 60 °C erreicht sind (Fettphase). Rosenwasser oder ein anderes »Wasser« in einem Töpfchen für sich auf 60 °C erwärmen (Wasserphase). Alles vom Herd nehmen. Rosenwasser unter ständigem Rühren zum Fett gießen. Wenn die Creme noch handwarm ist, Lavendel, Pfefferminz- oder Melissenöl zufügen. Rühren bis die Creme abgekühlt ist.

Bienenwachs und Kakaobutter werden in das Becherglas eingewogen (links oben) …

… im Wasserbad geschmolzen und bis auf etwa 60 ° C erwärmt (rechts oben).

Dann Traubenkernöl zum Geschmolzenen wägen (links unten).

Hamameliswasser separat abwägen, erwärmen und in die Fettphase einrühren (rechts unten).

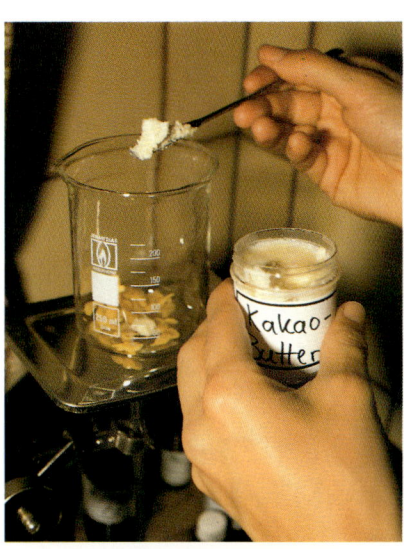
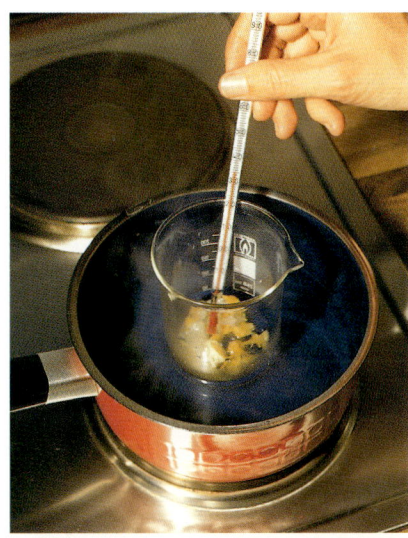
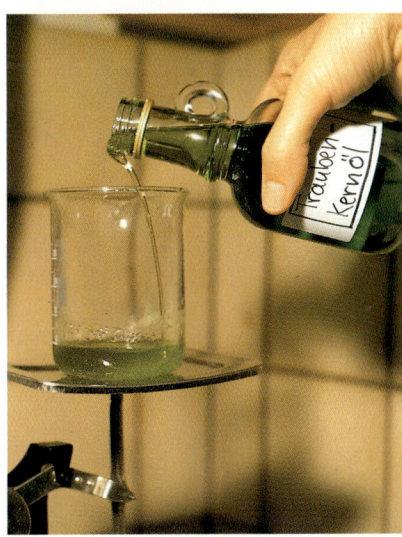
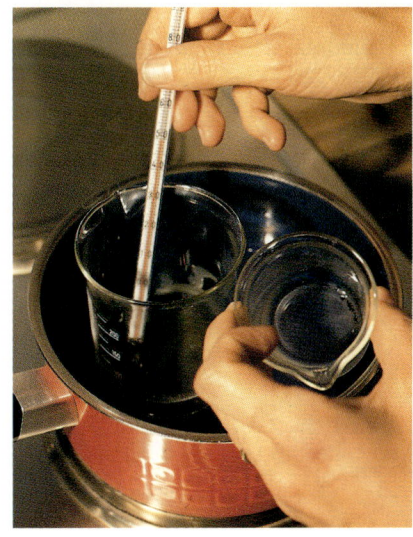

Ganz zum Schluß in die erkaltende Masse wenige Tropfen ätherisches Öl einrühren (links).

Die dickflüssige Masse in ein Cremedöschen oder in eine Tube abfüllen (rechts).

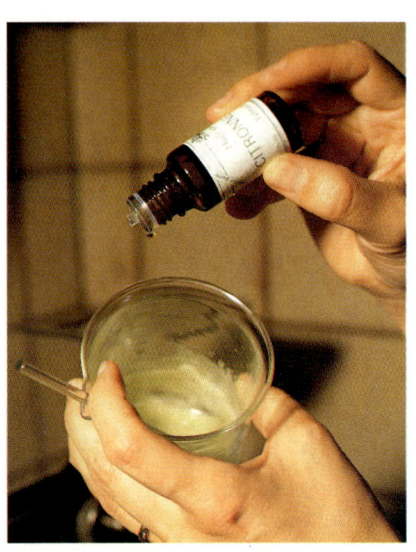 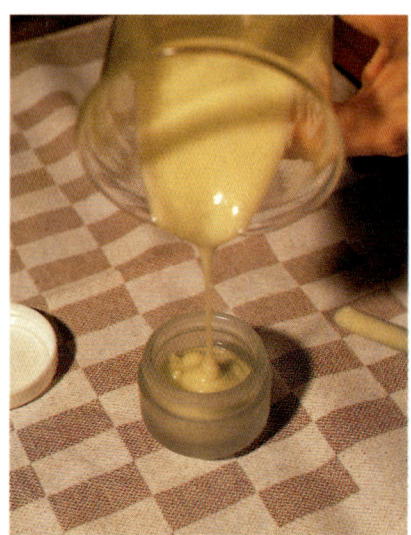

Grundrezept für Hautcreme

	normale Haut	fette Haut	trockene Haut
Konsistenzbildner (»Härter«)	Bienenwachs 5 g	Bienenwachs 5 g	Kakaobutter 4 g Bienenwachs 4 g
Emulgator	Wollwachs 15 g	Wollwachs 15 g	Wollwachs 12 g
Öl	Mandelöl 40 g	Traubenkern-öl 40 g	Avocadoöl 40 g
Wasserphase	Rosenwasser 40 g	Pfefferminz-wasser *oder* Hamamelis-wasser 40 g	Orangenblüten-wasser 40 g
Ätherisches Öl nach Bedarf	Lavendel 2–4 Tropfen	Pfefferminze oder Melisse 2–4 Tropfen	Lavendel 2–4 Tropfen

Sportcreme (Schutzcreme)
  40 g Eucerin
  10 g Avocadoöl
  30 g Dest. Wasser
  2–4 Tropfen Parfümöl nach Wahl

Body-Soft (halbfestes Körperöl)
  10 g Kakaobutter
  10 g Wollwachs
  60 g Mandelöl
  20 g Aprikosenkernöl oder Avocadoöl
  2–4 Tropfen Parfümöl nach Wahl

Reinigungscreme (sehr fett)
  5 g Bienenwachs
  20 g Wollwachs
  5 g Kakaobutter
  40 g Olivenöl
  30 g Orangenblütenwasser
  evtl. 2–4 Tropfen Parfümöl

Die Creme wird zur Entfernung von Make-Up aufgetragen und mit einem weichen Zellstofftuch entfernt. Nachwaschen mit milder Seife oder Wasch-Lotion.

Schutz vor der Sonne

Die Sonne wirkt vielfach positiv auf den menschlichen Organismus. Sie kann Vitamin-C-Mangel ausgleichen, regt die Vitamin-D-Bildung an, bewirkt einen besseren Gasaustausch und einen besseren Blutfluß. Sie regt den Hormonhaushalt an und verhilft so zu Wohlbefinden und gesteigerter Leistungsfähigkeit. Ein Zuviel an Sonne jedoch schadet der Haut. Schuld daran sind die im Sonnenlichtspektrum enthaltenen ultravioletten Strahlen. Vor ihnen muß die Haut deshalb geschützt werden. Die UV-Strahlen haben eine Wellenlänge von weniger als 400 Nanometer (Nano = Milliardstel) und sind für das menschliche Auge unsichtbar. Sie bräunen zwar die Haut, schädigen sie aber gleichzeitig. Die Folgen eines zu langen Sonnenbades: Sonnenbrand und Bindehautentzündung. Aber es kann noch schlimmer kommen. Wer über Jahre zuviel in der Sonne liegt, riskiert, daß das Bindegewebe der Lederhaut degeneriert. Die Haut trocknet aus, sie bekommt unnötige Falten und Runzeln und altert vorzeitig. Immer häufiger entsteht dann auch Hautkrebs. Vor übertriebenem Sonnenfetischismus ist also eindringlich zu warnen. Anstatt in der Sonne zu braten, sollte man die Haut schützen – entweder durch Sonnenhut und helle Kleidung aus Naturfasern, die UV-Strahlen wesentlich besser filtern als Kunstfasern, oder mit Sonnenschutzmitteln.

Die Haut kann sich bis zu einem gewissen Grad selber gegen die UV-Strahlung schützen, indem sie ein dunkles Hautpigment, das Melanin, ausbildet. Dieser Farbstoff absorbiert längerwellige UV-Strahlen im Bereich zwischen 320 und 400 Nanometer. Kürzerwellige UV-Strahlen im Bereich 280 bis 320 Nanometer werden durch eine mit der Zeit ge-

Das Sonnenlicht hat ein Strahlenspektrum von **unterschiedlicher Wellenlänge und Wirkung.**

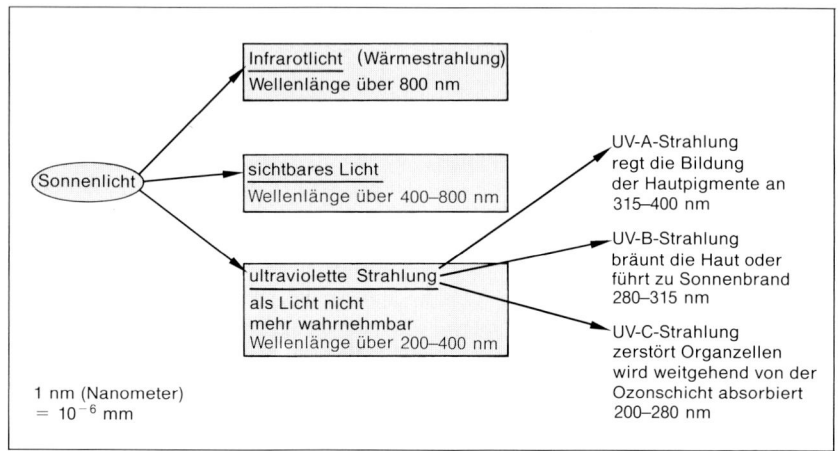

Infrarotlicht (Wärmestrahlung)
Wellenlänge über 800 nm

sichtbares Licht
Wellenlänge über 400–800 nm

ultraviolette Strahlung
als Licht nicht
mehr wahrnehmbar
Wellenlänge über 200–400 nm

Sonnenlicht

UV-A-Strahlung
regt die Bildung
der Hautpigmente an
315–400 nm

UV-B-Strahlung
bräunt die Haut oder
führt zu Sonnenbrand
280–315 nm

UV-C-Strahlung
zerstört Organzellen
wird weitgehend von der
Ozonschicht absorbiert
200–280 nm

1 nm (Nanometer)
$= 10^{-6}$ mm

bildete »Lichtschwiele« absorbiert. Der dritte natürliche Schutzmechanismus ist der Schweiß, dessen Bestandteil Urocaninsäure kürzerwellige UV-Strahlen (200 bis 290 nm) absorbiert. Sehr kurzwellige Strahlen unter 280 nm dringen eigentlich nicht bis an die Erdoberfläche vor. Sie werden – noch – von der Ozonschicht in der Erdatmosphäre absorbiert. Diese kurzwelligen, sogenannten UV-C-Strahlen sind die gefährlichsten. Sie können Einzeller und alles organische Leben sehr schnell abtöten. Noch schützt uns die Ozonschicht weitestgehend davor. Aber der Schutzschild wird durch die Fluor-Chlor-Kohlenwasserstoffgase immer stärker geschädigt. Parallel dazu schnellt die Hautkrebsrate in die Höhe, vor allem in den Breitengraden, wo die Ozonschutzschicht bereits gefährlich dünn geworden ist. Besonders betroffen sind die Australier. In ihrem Land gibt es so viele Hautkrebsfälle wie weltweit in allen anderen Ländern zusammen. Dabei spielt aber noch ein anderer Faktor eine Rolle – die Menschen in diesem Erdteil aus mittel- oder nordeuropäischer Abstammung sind mit ihrer hellen Haut nicht an das Übermaß an Sonne angepaßt.

Der Schutz der Haut vor den schädlichen Sonnenstrahlen wird also immer wichtiger. Hellhäutige Menschen, die schnell einen Sonnenbrand bekommen, sind besonders gefährdet. Sie sollten sich an strahlungsintensiven Tagen bedeckt halten und sich an den der Sonne ausgesetzten Körperteilen immer mit Sonnenschutzmittel eincremen oder einölen. Vorsorge ist hier wichtig, denn wenn der Sonnenbrand einmal da ist, hilft kein nachträgliches Notprogramm.

Lichtschutzfaktor muß sein

Naturkosmetikanhänger stoßen, das muß leider gesagt sein, bei den Sonnenschutzmitteln auf Grenzen. Für einen ausreichenden Sonnenschutz reichen Naturprodukte nicht aus. Sogar die Weleda AG, die bei ihren Produkten auf natürliche Rohstoffe Wert legt, weist darauf hin, daß eine ausreichende Lichtschutzwirkung mit Naturstoffen allein nicht zu erzielen ist.

Es gibt zwar einige Naturprodukte, die bis zu einem gewissen Grad die schädlichen UV-Strahlen herausfiltern, besonders das Sesamöl sei hier hervorgehoben. Aber dieses und andere pflanzliche Öle wie Erdnuß- und Olivenöl unterstützen höchstens die Lichtschutzsubstanzen. Sie können sie nicht ersetzen. Walnußschalen und Carotin haben dagegen keine Filterwirkung, wie fälschlicherweise oft angenommen wird. Sie färben lediglich die Hornschicht der Haut ein und können deshalb allenfalls als Bräunungsmittel verwendet werden.

Wir müssen also mit diesem Wissen im Hintergrund die Chemie zu Rate ziehen und in deren Schatzkästlein nach Substanzen suchen, die UV-Licht besonders im Wellenlängenbereich von etwa 290 bis 320 nm absorbieren. Denn die Strahlen in diesem sogenannten UV-B-Bereich verursachen den Sonnenbrand.

Welcher Sonnenschutz?

Es gibt zwei Kategorien von Lichtschutzmitteln. Zum einen solche, die sämtliche UV-Strahlen fast vollständig absorbieren oder reflektieren und zum anderen solche, die selektiv Strahlen im Bereich um 300 nm absorbieren. Gute Lichtschutzmittel filtern 90 bis 98 Prozent der Strahlen heraus und lassen die ungefährlicheren, bräunenden, längerwelligen UV-A-Strahlen hindurch. Wer sich mit Sonnenschutzmittel einreibt, kann sich also länger sonnen. Um wieviel länger, richtet sich nach dem Lichtschutzfaktor. Der drückt die Zeitverlängerung aus, wie lange die Haut vor Sonnenbrand geschützt ist. Bei Sonnenschutzmitteln mit Lichtschutzfaktor 4 kann man beispielsweise viermal so lange in der Sonne liegen bis ein Sonnenbrand auftritt als ohne. Bei Mitteln mit einem Lichtschutzfaktor von mehr als 10 spricht man von »sun-blockern«.

Zu beachten ist dabei für die Verbraucher, daß der Lichtschutzfaktor sich nach dem Hauttyp richten muß. Je empfindlicher die Haut ist, desto höher muß der Lichtschutzfaktor sein.

Mehr als die Hälfte der Verbraucher kauft laut den Verkaufsstatistiken der Hersteller Sonnenschutzlotionen (Sonnenmilch). Das sind Produkte, die aus Fett und Wasser und einem Emulgator zusammengesetzt sind (s. Hautcremes). Derzeit kommen jedoch auch Gele in Mode, die einen Sonnenschutz ganz ohne Fett ermöglichen. Der Vorteil dabei ist, daß manche Menschen Gel besser vertragen als die herkömmlichen Sonnenschutzmittel, außerdem ist es vielseitig verwendbar, auch für das Haar, das

**Sonnenschutz muß
der Haut zuliebe
sein.**

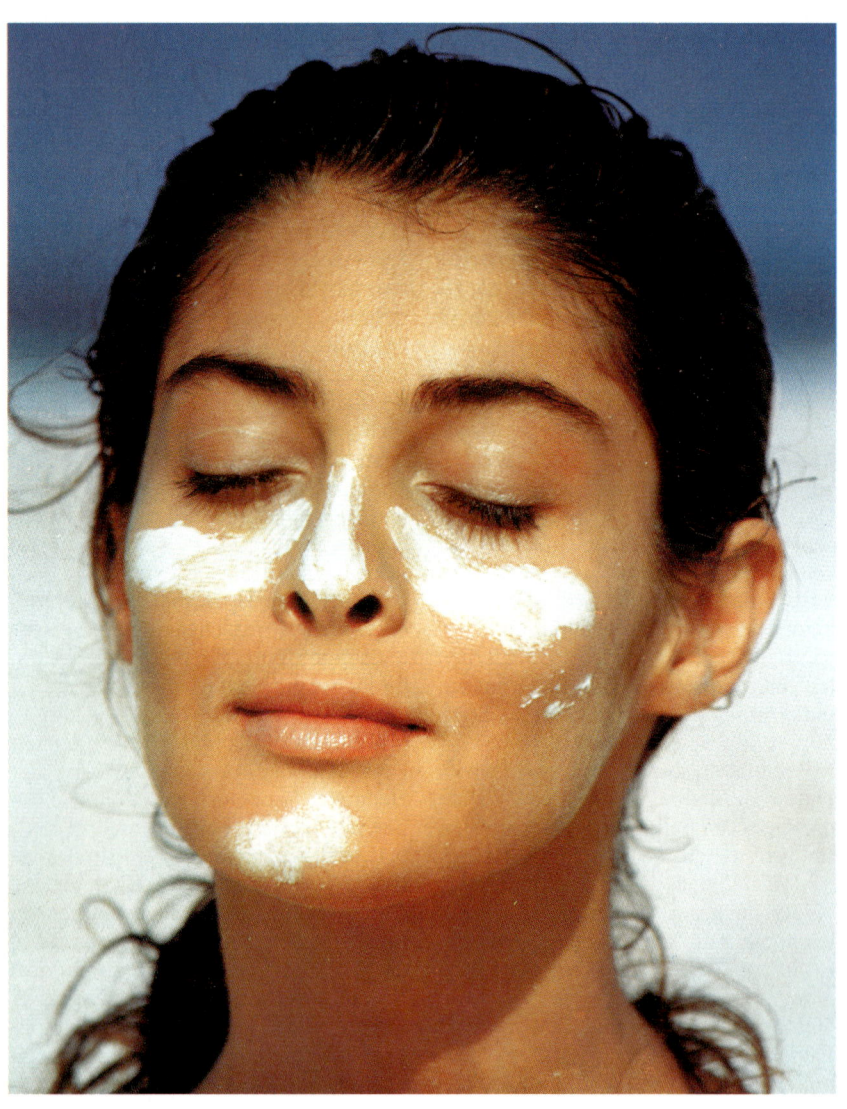

ebenfalls Schutz vor dem Austrocknen und dem Ausbleichen braucht. Weitere Produktgruppen bei den Sonnenschutzmitteln sind Sonnencremes und Sonnenöle. Sonnenöle sind zwar billiger als Emulsionen und bleiben auch im Wasser haften. Sie haben jedoch schwerwiegende Nachteile: sie sind klebrig und verteilen sich nicht gut genug. Außerdem hemmen sie die Schweißverdunstung, was dazu führen kann, daß sich unter der Ölschicht die Wärme staut und bei starkem Schwitzen sogar Wassertropfen ansammeln, die wie ein Brennglas wirken und erst recht zum Sonnenbrand führen.

Sonnenschutzmittel selber herstellen

Von Naturprodukten dürfen wir, wie schon erwähnt, keinen ausreichenden Schutzfilter vor der Sonne erwarten. Wer trotzdem Sonnenschutzmittel selbst herstellen möchte, braucht dafür spezielle Filtersubstanzen, die man aber nicht in der Apotheke oder in der Drogerie bekommt, sondern in speziellen Läden wie der »Spinnrad«-Kette. Dort gibt es auch kostenlos Rezepte für die Weiterverarbeitung der Produkte, die in den Verkaufsregalen stehen.

Körper- und Massageöle

Körper- und Massageöle herzustellen, gehört zum Grundrepertoire einer Kosmetikküche. Man braucht dafür lediglich eine Auswahl an pflanzlichen Ölen

als Basis und für den Wohlgeruch und zur Heilwirkung ätherische Öle als Zusatz. Die pflanzlichen Öle werden in der Lebensmittelkunde als »fette Öle« bezeichnet; das sind Öle, die beispielsweise auf einem Blatt Papier einen bleibenden Fettfleck hinterlassen, im Unterschied zu den ätherischen Ölen, die sich nach einer gewissen Zeit verflüchtigen. Aus der Schatzkiste der Natur können wir uns eine Vielzahl von Ölen aussuchen. Ich verwende für meine Körperöle kaltgepreßte, unraffinierte Öle, die zwar teurer sind als die Salatöle aus dem Supermarkt, aber unvergleichlich wertvoller, weil die Inhaltsstoffe wie Vitamine und ungesättigte Fettsäuren bei der Verarbeitung erhalten bleiben. Die Öle besitzen unterschiedliche Eigenschaften. Einige haben einen recht intensiven Eigengeruch, wie etwa Olivenöl. Jeder, der mit diesen Ölen in der Küche oder in der Kosmetik umgeht, wird nach kurzer Zeit das passende Öl für sich herausfinden.

Pflanzliche Öle und ihre Eigenschaften

Sonnenblumenöl, kaltgepreßt und unraffiniert, gehört zum Standardsortiment in vielen Haushalten. Wegen der leichten Verfügbarkeit liegt es nahe, dieses Öl auch für die Kosmetik zu verwenden. Das ist ohne weiteres möglich, beispielsweise in Cremes oder Waschöl. Allerdings hat das Öl einen Geruch, den nicht jeder im Gesicht oder auf dem Körper

Die kleinen Tropf-
fläschchen, in
denen die äthe-
rischen Öle im

Handel sind, müs-
sen vor Licht ge-
schützt aufbewahrt
werden.

tragen mag. Außerdem wird es durch den hohen Anteil an ungesättigten Fettsäuren schnell ranzig.

Weizenkeimöl enthält mehrfach ungesättigte Fettsäuren und sehr viele Vitamine (Vitamin E, Provitamine A und D). Es eignet sich gut zum Mischen mit anderen Ölen, dann wird auch der charakteristische frische Geruch überdeckt. Es neigt ebenfalls zum Ranzigwerden. Besonders trockene, alternde Haut profitiert von Weizenkeimöl.

Süßes Mandelöl hat in der Kosmetik schon von jeher seinen festen Platz. Es riecht neutral, ist mild und wird nicht so schnell ranzig. Es zieht auch besser in die Haut ein als die vorgenannten Öle und hinterläßt ein angenehmes Gefühl auf der Haut. Es eignet sich sehr gut für Körper-, Massage- und Gesichtsöle.

Haselnußöl ist ebenfalls ein recht feines Öl, das sich gut für strapazierte und trockene Haut eignet.

Avocadoöl ist in der Kosmetikküche fast unentbehrlich. Es ist eines der wenigen Öle, die gar nicht ranzig werden, außerdem enthält es viele Vitamine und Lecithin und wird von der Haut sehr gut aufgenommen. Es eignet sich für Hautcremes, für Körper-, Massage- und Gesichtsöle.

Olivenöl reinigt und pflegt gleichzeitig die Haut. Es hat aber einen starken Eigengeruch, der manchen geradezu abstößt. Außerdem verteilt es sich nicht so gut wie andere Öle. Dieses ernährungsphysiologisch wertvolle Öl ist deshalb besser als Lebensmittel zu verwenden.

Jojobaöl hat in den letzten Jahren einen wahren Siegeszug angetreten, als Ersatz für das Walratöl. Es stammt aus der Nuß eines kleinen Buchsbaumgewächses, das in den Wüstengebieten Nordamerikas zu Hause ist, mittlerweile aber in vielen Trockengebieten der Welt angebaut wird. Genaugenommen ist es gar kein Öl, sondern ein flüssiges Wachs, das bei niedrigen Temperaturen erstarrt. Es riecht neutral, läßt sich gut auf der Haut verteilen und zieht gut ein. Ein ideales Öl, genauer Wachs, für alle Cremes und Körperöle.

Wer die Wahl hat, hat die Qual, außer den erwähnten Ölen bieten sich noch Erdnuß- und Sesamöl, Sojaöl und Distelöl, Aprikosenkern- und Traubenkernöl sowie Maiskeimöl zur Kosmetikherstellung an. Für den Anfang genügen ein oder zwei Öle, beispielsweise Mandelöl und Jojobaöl. Damit kann man auf keinen Fall etwas falsch machen.

Grundrezept für ein Körper- oder Massageöl

100 ml Mandel- oder Jojobaöl
(oder irgend ein anderes Öl oder
eine Mischung von Ölen)
20–30 Tropfen ätherischs Öl

In einer etwas mehr als 100 ml fassenden Flasche miteinander verschütteln. Die ätherischen Öle lösen sich im fetten Öl. Innerhalb weniger Monate verbrauchen, da die Essenzen sich nach und nach verflüchtigen.

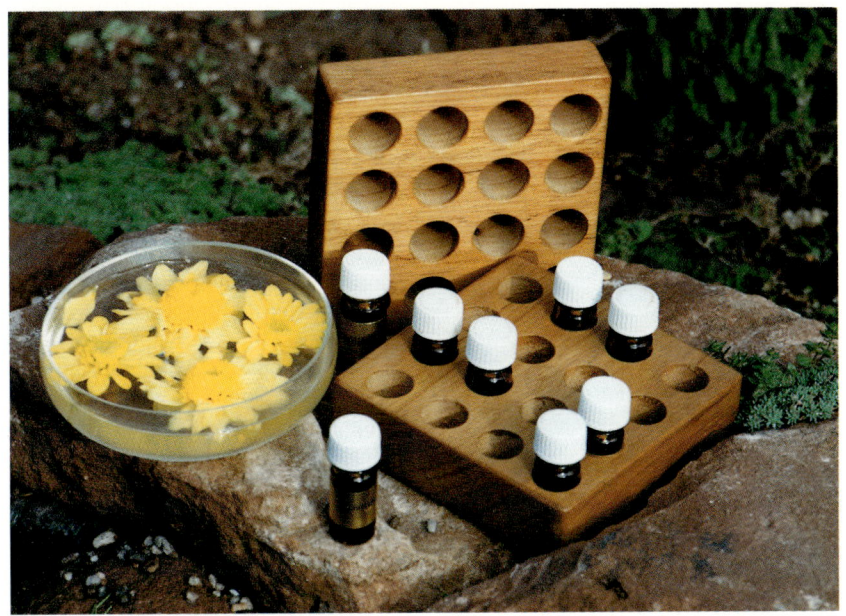

Am besten ist es, die Haut nach dem Baden oder nach dem Duschen mit einem Körperöl zu verwöhnen, denn in die feuchte Haut zieht es sehr gut ein. Man kann selbstverständlich auch weniger nehmen, als im Grundrezept angegeben, und dafür öfter eine neue Duftnote ausprobieren. Welche Düfte verwendet werden, hängt von persönlichen Vorlieben ab. Da wir wissen, daß ganz subtile Wirkungen von den ätherischen Ölen ausgehen, können wir sie auch ganz gezielt einsetzen. Körperöl mit Lavendelöl zum Entspannen, Körperöl mit Rosenöl zur Harmonisierung von Haut und Seele, usw. Welche Wirkung von den einzelnen ätherischen Ölen zu erwarten ist, steht im Kapitel über die Badezusätze bzw. bei den Einzeldarstellungen.

Vorsicht ist geboten bei Citrusölen. Manche Menschen reagieren empfindlich darauf. Mit einer kleinen Menge Öl wird deshalb auf der Innenseite des Unterarmes zunächst die Reaktion getestet, bevor die Haut am ganzen Körper damit in Kontakt kommt. Bergamotteöl sollte für Körperöle und für Gesichtsöle möglichst gar nicht verwendet werden, weil es die Haut lichtempfindlich macht.

Grundrezept für Gesichtsöle
20 ml Jojobaöl mit etwas Weizenkeimöl
etwa 5 Tropfen ätherisches Öl
Gut miteinander verschütteln

Manche ätherische Öle haben spezielle hautpflegende Eigenschaften. Die folgende Zusammenstellung zeigt, welche ätherischen Öle sich für die verschiedenen Hauttypen eignen.

Ätherische Öle für die Gesichtshaut

Normale Haut. Rose, Kamille, Neroli, Petit Grain, Lavendel, Bergamotte

Trockene Haut. Rose, Kamille, Sandelholz, Grapefruit, Geranie, Rosenholz, Ylang-Ylang

Fette Haut. Minze, Patschuli, Rose, Zitrone, Wacholder, Geranie, Lavendel, Zypresse

Gereizte Haut. Kamille, Rose, Schafgarbe, Petit Grain

Altershaut. Weihrauch, Rose, Neroli, Vetiver, Lavendel

Bei Akne. Kamille, Lavendel, Patschuli, Rose, Zitrone, Cajeput

(Zusammenstellung aus: Dufterlebnisse. Von Susanne Fischer-Rizzi, 1987)

Parfümöle

Ein Parfüm zu kreieren, bedeutet hohe Kunst, eine Kunst, die man nicht erlernen kann, sondern für die man geboren sein muß. Nicht umsonst sind die »Nasen« der großen Parfümhäuser umschwärmte Persönlichkeiten. Dem Parfümeur stehen heute über 5000 chemisch einheitliche Riechstoffe für seine kreative Arbeit zur Verfügung. 95 Prozent davon sind synthetisch hergestellt, nur noch 5 Prozent stammen aus natürlichen Quellen. Wir beschränken uns bei unseren Duftkompositionen auf wenige natürliche ätherische Öle. Wir dürfen deshalb nicht erwarten, daß uns ähnliche Parfümkreationen wie »Opium« oder »Chanel Nr. 5«, das seit den zwan-ziger Jahren alle Moden unbeschadet überstanden hat, gelingen. Obwohl wir nur wenige Möglichkeiten ausschöpfen können, lohnt sich doch ein Einblick in die Kunst der Parfümeure. Diese unterscheidet bei einem Parfümöl drei Komponenten: Kopfnote, Mittelnote und Basisnote. Der Kopfnote werden leichte, spritzige Riechstoffe zugeordnet, die sofort wahrgenommen werden, aber relativ schnell verschwinden. Frische Düfte sind dabei gefragt wie die von Citrusölen (Orange, Bergamotte, Zitrone). Die Mittelnoten sind weniger flüchtig, bestehen meist aus Blumen-Noten, die Wärme und Leben in die Komposition bringen. Die Basisnote schließlich bestimmt den Leitgeruch und bleibt lange haften. Ihr sind die Fixierungsmittel zugeordnet. Entweder handelt es sich dabei um schwer flüchtige ätherische Öle dickflüssiger Konsistenz wie Vetiver, Ylang-Ylang oder Sandelholz oder um Extrakte aus tropischen Harzen. Diese Grundeinteilung ist für uns Laienparfümeure ganz hilfreich. Wie die Profis dann mit Adjuvanzien und Schlüsselnoten jonglieren, können wir nicht mehr nachvollziehen. Komplex aufgebaute Parfümöle können aus mehreren hundert Einzelkomponenten bestehen.

Die Parfüme selbst werden grob nach Geruchsnoten eingeteilt. Da gibt es dann Blumen-Noten, Aldehydartige Noten, Grün-Noten, Citrus-Noten, Lavendelnoten, Chypre-Noten, Fougeré-Noten, Gewürz- und Orientalische Noten, Holz-Noten, Tabak-Noten und Leder-

Noten. In umfangreichen Genealogien werden die großen Parfüme diesen Geruchsnoten zugeordnet.

Die Parfümöle werden nun nicht direkt verwendet, sondern verdünnt, meistens mit hochprozentigem Ethanol (Weingeist). Parfüms haben den höchsten Gehalt an Parfümöl. Die Abstufung geht dann über Eau de Parfum über Eau de Toilette bis zu Eau de Cologne bzw. Echt Kölnisch Wasser, das noch 2 bis 4 Prozent Parfümöl enthält. Wie hoch der Anteil ätherischer Öle in Naturkosmetik sein kann, steht auf Seite 86.

Parfüm selbstgemacht

Als Grundlage für individuelle Parfümkompositionen können wir entweder Weingeist verwenden oder ein »fettes« Öl wie beispielsweise Jojobaöl. Die ätherischen Öle verbinden sich sowohl mit dem Alkohol als auch mit dem Öl sehr gut.

> **Grundrezept für ein Parfümöl oder ein Parfüm**
>
> 10 ml Jojobaöl oder 10 ml Weingeist
> 25–30 Tropfen ätherische Öle
>
> Zunächst die ätherischen Öle mischen, dann erst zum Jojobaöl bzw. zum Weingeist geben.
> Das Parfüm etwa zwei Wochen lang reifen lassen.

Bei der Auswahl der ätherischen Öle muß man sich vom Gefühl leiten lassen und die Düfte nehmen, die man mag. Es ist lediglich darauf zu achten, daß aus jeder Kategorie – Kopf-, Mittel- und Basisnote – ätherische Öle in die Komposition kommen. Besonders wichtig ist, daß das Parfüm auch ein fixierendes ätherisches Öl wie Vetiver, Ylang-Ylang, Patschuli oder Sandelholz enthält, damit der Duft einen ganzen Tag lang anhält.

Ätherische Öle für die drei Komponenten

Kopfnote. Orange, Bergamotte, Petit Grain, Neroli, Mandarine, Lemongras
Mittelnote. Jasmin, Lavendel, Rose, Geranie, Rosmarin
Basisnote. Sandelholz, Ylang-Ylang, Vetiver, Patschuli

Der Phantasie sind bei der Auswahl selbstverständlich keine Grenzen gesetzt. Es ist aber ratsam, die Rezepturen aufzuschreiben, damit gut gelungene Kompositionen wiederholt werden können.

Deodorants

Seit 1902 gibt es Deodorants. Seither wird gesprüht oder gestäubt oder gerollt, um den schlechten Geruch der sich zersetzenden Bakterienflora auf der Haut zu überdecken. Körpergeruch entsteht, wenn das Schweiß-Talg-Gemisch auf der Haut durch die natürliche Flora zersetzt wird. Wie stark der Körper riecht, hängt ganz von den Umständen, beispielsweise von der Kleidung oder vom Geschlecht ab. Frauen tragen mehr Keime auf der Haut, deshalb bildet sich hier schneller ein typischer Körpergeruch aus als bei Männern. Körpergeruch ist ganz natürlich, kann aber bei unserem heutigen Geruchsempfinden unangenehm sein – er widerspricht den gesellschaftlichen Konventionen. Der Wunsch etwas dagegen zu tun, ist deshalb ganz verständlich, und es ist auch gar nichts dagegen einzuwenden, wenn nicht zu oft und mit den richtigen, hautfreundlichen Mitteln deodoriert wird.

Bei den Handelsprodukten müssen wir klar zwischen Antitranspiranzien, die die Schweißbildung hemmen, und Deodorants unterscheiden, die lediglich die übermäßige Vermehrung der Bakterienflora stoppen und damit die Geruchsbildung unterdrücken. Antitranspiranzien haben in der Kosmetik nichts zu suchen. Sie sind wegen schädlicher Bestandteile schon oft ins Gerede gekommen. Außerdem ist es alles andere als wünschenswert, daß die Schweißabsonderung unterdrückt wird, denn der Schweiß hat eine wichtige regulierende Funktion im Stoffwechsel des Körpers. Gegen die Verwendung von Antitranspiranzien spricht auch, daß Schweiß zunächst völlig geruchlos ist. Schlechte Gerüche entstehen erst bei der Zersetzung, und dagegen läßt sich mit Wasser und Seife und desodorierenden Wirkstoffen etwas tun. Alkohol ist ein solcher desodorierender Wirkstoff, der allerdings nicht von jeder Haut vertragen wird.

Deodorant selber herstellen

Dafür braucht man nur wenige, leicht zu beschaffende Zutaten, und auch die Herstellung ist recht einfach. Das Selbermachen von Deodorants hat auch einen Umweltaspekt. Füllt man sie in Sprühfläschchen, die immer wieder verwendbar sind, wächst der Abfallberg dadurch nicht weiter an und das Ozonloch wird mit den mechanisch arbeitenden Sprühern auch nicht vergrößert. Über Deodorants eigener Creation ist also rundum nur Positives zu berichten.

90- bis 96prozentiger Alkohol bildet die Grundlage für ein Deodorant. Das kann entweder der teuere, da hoch besteuerte Weingeist sein, der in der Apotheke erhältlich ist, oder billigeres, leicht parfümiertes kosmetisches Haarwasser. Es handelt sich dabei um vergällten (daher steuerfreien) Ethylalkohol, dem 1 Prozent Phthalsäurediethylester und 0,5 Prozent hautpflegendes Panthenol hinzugefügt ist. Ein Teil des Alkohols kann auch durch hautpflegendes Hamamelis- oder Orangenblütenwasser ersetzt werden. Alkohol wirkt antiseptisch; er verhindert also, daß sich die Bakterien auf der Haut übermäßig vermehren. Ganz unterdrücken kann er sie aber nicht, deshalb werden noch spezielle desinfizierende Substanzen hinzugefügt. Das kann das natürliche ätherische Öl des Salbeis oder des Eukalyptus sein, die beide stark desinfizierend wirken. Viele Pflanzen – zum Beispiel die Lindenblüten – enthalten einen desinfizierenden Stoff namens Farnesol, der uns in der Kosmetikküche als natürlicher Extrakt oder als synthetisch hergestelltes Produkt zur Verfügung steht. Farnesol kann statt Salbei- oder Eukalyptusöl verwendet werden, denn viele Menschen mögen den strengen Salbeigeruch nicht, der auch noch trotz starker Verdünnung im Deodorant anklingt. Die dritte Komponente bei unseren Eigenkreationen ist eine Mischung aus ätherischen Ölen, die wir wie bei den Parfüms zugeben.

Grundrezept 1 für ein Deodorant
50 ml Weingeist oder kosmetisches Haarwasser
1,25 ml Salbeiöl oder 20 Tropfen Farnesol
1 ml (entspricht 25–30 Tropfen) ätherische Öle

Die Mischung in Vorratsfläschchen füllen und etwa zwei Wochen reifen lassen. Fläschchen etikettieren und die Zutaten aufführen.

Grundrezept 2 für ein Deodorant
35 ml Weingeist
15 ml Hamamelis- oder Orangenblütenwasser
20 Tropfen Farnesol
1 ml (entspricht 25–30 Tropfen) ätherisches Öl

Für Deodorants ist Isopropanol als Alkohol nicht geeignet. Dieser Alkohol, der in der Apotheke zu bekommen ist, wird zur Desinfektion verwendet und hat einen starken, an Labor und Krankenhaus erinnernden Eigengeruch.

Die Sprühfläschchen, die auch als Pumpzerstäuber bezeichnet werden, sind relativ teuer. Viel billiger sind sie zu beschaffen, indem man Deodorant im Pumpzerstäuber kauft, das zunächst verbraucht und dann mit der eigenen Mischung nachfüllt. Die einzelnen Duftnoten bewahrt man am besten in Vorratsfläschchen auf, mit denen man sich dann je nach Laune parfümieren und deodorieren kann.

Mild-blumiges Deodorant
35 ml Weingeist
15 ml Orangenblütenwasser
20 Tropfen Farnesol
25 Tropfen Orangenöl
2 Tropfen Jasminöl

Holzig-exotisches Deodorant
50 ml Weingeist
40 Tropfen Salbeiöl
30 Tropfen Melissenöl oder Citronellöl
15 Tropfen Sandelholz

Hier verwende ich etwas mehr Parfümöl, um den starken Geruch des Salbeiöls etwas zu überdecken.

Literaturverzeichnis

Aebi, H., Baumgartner, E., Fiedler, H. P. und G. Ohloff (Hrsg): Kosmetika, Riechstoffe und Lebensmittelzusatzstoffe. Georg Thieme Verlag, Stuttgart 1978.

AOK: Naturkosmetik zum Selbermachen. wdv Wirtschaftsdienst Frankfurt o. J.

Brücher, H.: Tropische Nutzpflanzen. Springer Verlag, Berlin, Heidelberg, New York 1977.

Corbin, A.: Pesthauch und Blütenduft. Fischer Taschenbuch Verlag, Frankfurt am Main 1988.

Fischer-Rizzi, S.: Dufterlebnisse. Joy Verlag, Isny 1987.

Fischer-Rizzi, S.: Himmlische Düfte. Heinrich Hugendubel Verlag, München 1989.

Greiter, F.: Moderne Kosmetik. Dr. Alfred Hüthig Verlag, Heidelberg 1985.

Gümbel, D.: Gesunde Haut mit Heilkräuter-Essenzen. Karl F. Haug Verlag, Heidelberg, 3., erweiterte Auflage 1989.

Heinen-Greubel, I.: Wesen und Anwendung duftender Essenzen. Verlag Heinen-Greubel, Berlin 1988.

Henglein, M.: Die heilende Kraft der Wohlgerüche und Essenzen. Oesch Verlag, Zürich 1985.

Krack, N.: Nasale Reflex-Therapie mit ätherischen Ölen. Haug Verlag, Heidelberg 1975.

Krumm-Heller, A.: Magie der Duftstoffe. Verlag Richard Schikowski, Berlin 1955.

Ovidius, P. Naso: Heilmittel gegen die Liebe. Übertragen von Joseph Eberle, Artemis Verlag, Stuttgart, Zürich 1959.

Primavera. Duftreisen No. 1: Sizilienreise.

Pütz, J., Niklas, Ch.: Cremes und sanfte Seifen. vgs Verlagsgesellschaft, Köln 1986.

Pütz, J., Niklas Ch.: Gesundheit mit Kräutern und Essenzen. vgs Verlagsgesellschaft, Köln 1988.

Stadtlaender, Ch.: Natürlich schön durch Bio-Kosmetik. Econ Taschenbuch Verlag, Düsseldorf 1984.

Thiele, M.: Auch Männer lieben edle Düfte. Hoechst Report 4/89.

Valnet, J.: Aromatherapie. Wilhelm Heyne Verlag, München 1986.

Verbraucher-Zentrale Hamburg: Kosmetik zum Selbermachen.

Vollmer, G., Franz, M.: Chemische Produkte im Alltag. Georg Thieme Verlag, Stuttgart 1985.

Vom Duft der Pflanzen. Begleitheft zur Informationsausstellung im Palmengarten. Hrsg. Stadt Frankfurt am Main, 1986.

Wagner, H.: Pharmazeutische Biologie. Band 2. Drogen und ihre Inhaltsstoffe. Gustav Fischer Verlag, Stuttgart, 4. neubearbeitete Auflage 1988.

Waniorek, L.: Naturkosmetik für jeden. Gräfe und Unzer Verlag, München 1986.

Weleda Nachrichten Nr. 175, 1989.

Ziegler, E.: Die natürlichen und künstlichen Aromen. Dr. Alfred Hüthig Verlag, Heidelberg 1982.

Bezugsquellen

Amyris, Rose Eggert
  Weinstraße 22, 7123 Sachsenheim 5
  Tel.: 07046/7539
Bayerische Dritte Welt Handel e. G.
  Amperpettenbach 11
  8048 Haimhausen
  Tel.: 08133/1482
  (Kräuter und ätherische Öle aus kon-
  trolliert biologischem Anbau – Nature
  et Progrès)
»Christal«, Christa Maria Rump
  Rittergut, 7601 Durbach
  Tel.: 0781/42753
  (ätherische Öle und Duftlampen)
Frehe – Naturaromen & Aerosolgeräte
  Postfach 565, 5100 Aachen
  Tel.: 0241/61479
Ets. Sib, Laboratoire Gravier,
  RN 100, F-30390 Domazan
  (ätherische Öle und Duftlampen)
Maienfelser Naturkosmetik
  Hans-Peter Lindemann
  Am Burggraben, 7156 Maienfels
  Tel.: 07945/2582
Neubeurer Naturaromen
  Dr. Kurt Schnaubelt
  Postfach 1148, 8201 Neubeuern
Primavera
  8961 Sulzberg
  Tel.: 08376/704
  (ätherische Öle, Räucherwerk, Öle für
  die Körperpflege, Duftlampen)
Regenbogen.
  Ätherische Öle & Naturkosmetik
  Egenolffstr. 42, 6000 Frankfurt 1
  Tel.: 069/442529

Spinnrad-Versandhandel
  Klosterstr. 13, 4650 Gelsenkirchen
  Tel.: 0209/170000-11
  (alle Rohstoffe für die Kosmetik zum
  Selbermachen)

Bildquellen

Farbfotos
Ägyptisches Museum, Staatliche Mu-
  seen Preußischer Kulturbesitz, Berlin:
  Seite 11
Apel, H., Baden-Baden: Seite 44
Bärtels, A., Waake: Seite 9, 71, 75
Bauer, R., Braunsbach: Seite 96, 105
Bross-Burkhardt, B., Stuttgart: Seite 15,
  52 (2), 83, 87, 88, 92
Burkhardt, E., Stuttgart: Titelfoto, Seite
  17, 25, 32, 45, 47, 93, 97, 102, 106, 108,
  110, 111 (4), 112 (2), 119
Eitle, K.-H., Waiblingen: Seite 50
Fischer, E., Zell a. H.: Seite 81
Laux, E. H., Biberach: Seite 48, 57, 63, 65
  (2), 66, 67, 68, 74
Molinard, Grasse: Seite 40
Seibold, H., Hannover: Seite 54
Seidl, S., München: Seite 58
Toscana, Köln: Seite 116
Ulmer, R., Stuttgart: Seite 13, 77
Weidelt, H.-J., Bad Sooden-Allendorf:
  Seite 70
Wetterwald, M.-F., Offenburg: Seite 69
Wothe, K., Gauting: Seite 55, 60
4711, Köln: Seite 2, 19, 37, 46, 79

Zeichnungen
Joannis Selveris, Kernen.

Sachregister

Sternchen * verweisen auf Abbildungen.

128